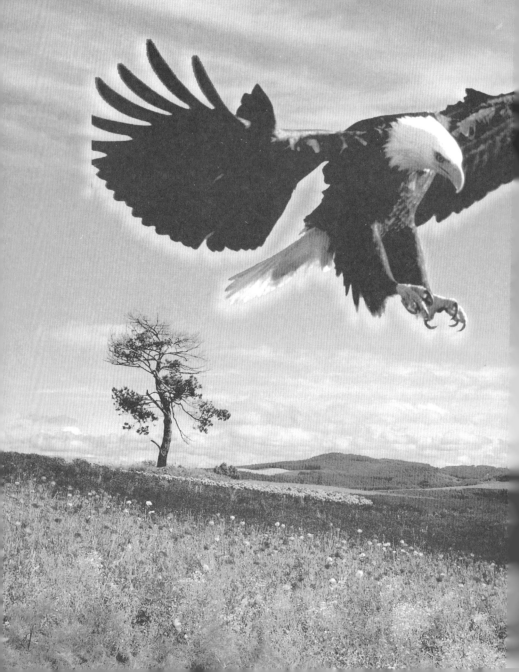

大展好書　好書大展
品嘗好書　冠群可期

大展好書　好書大展

品嘗好書　冠群可期

休閒保健叢書 18

辨舌診病速成

（舌診快速入門）

周幸來　周幸秋　孫冰　主編

品冠文化出版社

國家圖書館出版品預行編目資料

辨舌診病速成／周幸來　周幸秋　孫冰 主編
－初版－臺北市，品冠文化，2010（民99.12）
面；21 公分－（休閒保健叢書；18）
ISBN 978-957-468-784-8（平裝；附影音光碟）
1. 中醫診斷學　2. 舌診
413.241　　　　　　　　　　　　　99019750

辨舌診病速成(附 VCD)

主　　編／周幸來　周幸秋　孫冰
責任編輯／壽亞荷
發 行 人／蔡孟甫
出 版 者／品冠文化出版社
社　　址／台北市北投區（石牌）致遠一路 2 段 12 巷 1 號
電　　話／(02) 28236031・28236033・28233123
傳　　真／(02) 28272069
郵政劃撥／19346241
網　　址／www.dah-jaan.com.tw
E-mail／service@dah-jaan.com.tw
登 記 證／北市建一字第 227242
承 印 者／凌祥彩色印刷股份有限公司
裝　　訂／眾友企業公司
排 版 者／弘益電腦排版有限公司
授　　權／遼寧科學技術出版社
初版 1 刷／2010 年（民 99）12 月
初版 2 刷／2015 年（民 104）2 月　　　　定　價／330 元

主編簡介

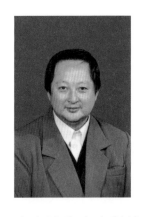

　　周幸來　男，主治中醫師，潛心研究醫道 40 年。現爲浙江省特色療法協作網成員，浙江省江山市中醫學會理事，浙江省江山市幸來特色醫學研究所所長、理事長。

　　2005 年 11 月被國家中醫藥管理局會同各級衛生主管部門審評爲「全國基層農村優秀中醫」。先後由人民衛生出版社、人民軍醫出版社、金盾出版社、軍事醫學科學出版社、廣西科學技術出版社和遼寧科學技術出版社出版了《中西醫臨床注射療法》、《常見疑難病中醫特色療法》、《中國民間診病奇術》、《呼吸科疑難病症特色療法》、《心血管科疑難病症特色療法》、《男科疑難頑症特色療法》、《男科疑難病症特色療法》、《注射療法》、《全息望診圖譜》、《望耳診病與耳穴治療圖解》、《望耳診病掛圖》、《身體的疾病信號——有病早知道、早治療》、《望甲診病圖解》13 部學術專著，發表醫學論文 30 多篇。

主　編　周幸來　　周幸秋　　孫　冰

副主編　周　舉　　周　績　　白　婧　　姜史芳
　　　　鄭德巨　　周仁忠

編著者　周幸來　　周幸秋　　周　舉　　周　績
　　　　周仁忠　　周登雲　　周水冰　　周迅雷
　　　　周水根　　周飛鵬　　周飛鳳　　周一鵬
　　　　周一鳳　　周友明　　周　拔　　周　超
　　　　周　峰　　周飛翔　　周　偉　　周新民
　　　　周林鵑　　周閩鶯　　孫　冰　　孫磊磊
　　　　白　婧　　姜史芳　　姜小霞　　姜一鳴
　　　　鄭德巨　　徐鳳姿　　徐朝洪　　雷泳生
　　　　毛永波　　毛光誼　　毛　飛　　毛光建
　　　　毛建國　　陳寶興　　陳明興　　陳聲興
　　　　凌作敏　　凌巧敏　　鄒東山　　鄒仙芬
　　　　范漢杰　　范小民　　祝新飛　　祝新宇
　　　　祝聯飛　　祝勝光　　潘琪美　　潘飛虎
　　　　汪偉萍　　李念閩　　黃　琪　　王　瑩
　　　　王赤成　　吳翔飛　　劉立克　　劉美思

攝　圖　周幸來

繪　圖　王赤成

前　言

　　舌象是反映機體內臟的一面鏡子，觀察舌象可以直接了解人體的健康狀況，判斷疾病的屬性、病情的輕重、危急等情況，故古人有「舌鏡」之稱。望察舌象是中醫臨證診察疾病必不可少的一種診斷方法，稱爲舌診。

　　舌診是中醫辨證論治的重要組成部分，幾千年來的醫療實踐充分證明，舌診是中醫學中最具特色的診斷方法之一，亦是臨床辨證施治的重要依據，爲歷代醫家所重視。

　　本書是以編著者長期的臨床診療實踐中所積累的典型舌象資料爲創作素材，又精心選取臨床常見病的代表舌象圖片，經匯總、整理而撰成。

　　全書分三章，第一章爲舌診須知，以簡潔的文字概述舌的形態、結構、舌診依據、臨床意義和運用方法。第二章爲舌象所反映的疾病，從舌質、舌苔、舌脈、舌覺4個方面來進行敘述。第三章爲常見病舌診，以具體西醫病名爲題名，介紹了近50種常見疾病的舌診方法。每病必先簡述其基本概念，其後介紹舌診內容和中醫簡易療法。

　　書中舌象圖片清晰逼真，內容豐富多彩，既是舌

診快速入門的好幫手，又爲舌診研究提供了寶貴的資料。配有動態 VCD 光碟，光碟中動態介紹了舌診方法及大量的舌診圖像。全書內容實用，簡明扼要，文字精練，流暢適讀；圖文併茂，可讀性、適讀性極強。可作爲廣大中醫學愛好者、醫學院校學生的學習資料，又可供中醫和中西醫結合的臨床、教學、科研工作者參考。

　　在整個撰寫過程中，參閱了大量的文獻，並觀察了幾十萬方例患者，拜訪了多位民間醫生和寺廟醫僧。因此，本書所研究的成果，實在是集體智慧的結晶。因涉及面較廣和篇幅所限，書中未能將眾多的原作（著）者和被訪者的姓名一一列出，在此謹表深深的歉意及衷心的謝忱和敬意。由於水平所限，復加時間倉促，書中謬誤之處定然不少，敬請廣大讀者、同仁指出，以予斧正，我等將不勝感激。

浙江省江山市幸來特色醫學研
究所所長、理事長　周幸來
於鳳林杏春書齋

目　錄

第一章　舌診須知

一、舌能反映身體狀態

　　舌為人體的重要器官之一，位於口腔之中，附著於口腔的底部、下頜骨和舌骨之上，其前部游離於口內，運動非常靈活、自如。舌是由縱橫交錯的橫紋肌所組成的一個肌性器官，表面覆蓋著特殊的黏膜，內含豐富的血管、神經和淋巴組織。

　　舌分上、下兩面。舌的上面呈圓隆狀，稱為「舌背」，舌背由「人」字狀的界溝將舌分為前 2/3 的舌體，後 1/3 的舌根。舌體的前端部分較為狹窄處，稱為「舌尖」；舌體的中間部分稱為「舌中」；舌體的後部、「人」字狀界溝之前的部分稱為「舌根」；舌的兩邊部分稱為「舌邊」。舌體的正中有一條縱行的溝紋，稱為「舌正中溝」（圖 1–1）。伸舌時，一般常見到的是舌體，是舌診的主要部位。舌的下面為舌底，舌底正中有一條縱行的黏膜皺襞，從舌的下面連接於口腔底的前部，稱為「舌系帶」。在舌系帶兩側各有一條平行的鋸齒狀小皺襞，稱為「傘襞」。在舌系帶與傘襞之間，隱約可見淡紫色的舌下靜脈，簡稱「舌脈」。舌系帶下端的兩側各有一個小的圓形隆起，稱為「舌下阜」，其上布有下頜下腺管、舌下腺管的

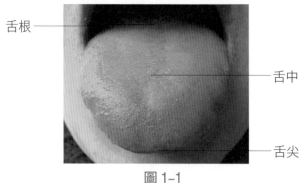

圖 1-1

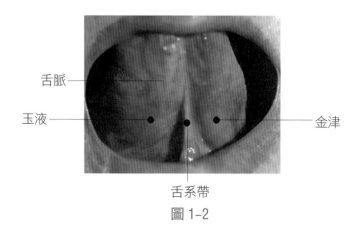

圖 1-2

共同開口，其左側中醫稱為「金津」穴，右側稱為「玉液」穴，乃胃津腎液上潮之孔道，各有一條黏膜皺襞，稱為「舌下襞」，舌下腺小管散在地開口於此（圖 1-2）。

　　舌的表面覆蓋以黏膜，內有舌肌，其組織結構可分為 3 層，即黏膜層、固有層和肌層。

1. 黏膜層

　　舌的黏膜層被覆於舌的表面，呈淡紅色狀，由複層扁平上皮細胞所構成。黏膜層由淺至深可分為角化層、顆粒

層、棘細胞層和基底層。

　　舌黏膜層的新陳代謝非常旺盛，細胞更新速度較快，大約每 3 天左右即更新一次，是體內氧化代謝最活躍的場所之一。因此，體內各系統、臟腑的紊亂狀況均可在舌上黏膜層得以反映。

　　舌背黏膜表面非常粗糙，布有密集的小凸起，該小凸起稱為「舌乳頭」，致使舌背表面呈鵝絨狀。舌黏膜與中醫舌診的關係較為密切，就是緣於舌乳頭之故。舌乳頭按其形態、大小和分佈部位的不同，可分為絲狀乳頭、蕈狀乳頭、輪廓乳頭和葉狀乳頭。

　　（1）絲狀乳頭

　　是舌背上數量最多、體積最小的一種乳頭，細長如絲狀，其高約 0.5～2.5 毫米，遮蓋了舌背的前 2/3 部分，是形成舌苔的主體成分。絲狀乳頭角化上皮連同脫落上皮、食物殘渣、唾液等共同附著於舌黏膜的表面形成舌苔，正常、健康之人的舌苔為薄白苔。這種角化物質對舌黏膜具有一定的保護作用。當發生病變時，角化細胞脫落速度延緩，則過度角化的細胞與食物殘渣、唾液、細菌等混雜在一起附著於舌乳頭的表面，形成各種顏色和厚薄不同的病理性舌苔，中醫正是據此作出病症的診斷。

　　絲狀乳頭具有輕薄而持續不斷的生長能力，故在病理狀態下可變得很長，形成厚苔等。絲狀乳頭在人的青年時期最為發達，到老年後逐漸變得平滑起來。

　　（2）蕈狀乳頭

　　含有味蕾組織和味覺神經的末梢組織，故有味覺的功能。

（3）輪廓乳頭

外形很像蕈狀乳頭，但其上面扁平，周圍有一條狹窄的深溝環境，溝外壁的黏膜有崎狀隆起，在溝內壁的上皮中，有多數染色較淺的卵圓形小體，稱為「味蕾」。每個輪廓乳頭中的味蕾約有 250 個。

（4）葉狀乳頭

位於舌後部兩側的邊緣上，是許多互相平行的皺襞，每側約有 4～8 條，形如葉片。人的葉狀乳頭已逐漸退化。

2. 固有層

位於黏膜層下方，舌色是由固有層的毛細血管數目、形態、血管壁的結構、功能以及舌的微循環所決定的。若舌的毛細血管結構、微循環狀態發生了改變，就會使舌色發生改變。如固有層的毛細血管擴張充盈、數量增多，就會出現紅絳舌；固有層的毛細血管結構發生了畸形改變，血流動力學出現紊亂，引起血液成分改變或血流瘀滯現象，就會出現青紫舌。

3. 肌　層

位於固有層之下，由橫紋肌所組成。肌束之間有少量結締組織，其間可見血管與神經組織。肌層異常會引起舌形、舌態的改變。如舌肌細胞水腫增大，舌體彈性降低，就會出現舌體胖大；舌肌萎縮就會出現舌體瘦瘠；支配舌肌的神經受到損傷，就會出現伸舌短縮、歪斜、顫動等運動功能障礙。

4. 味　蕾

是味覺感受器，由特殊上皮構成的細胞團塊，呈橢圓形狀，包埋於上皮內，其狀如花蕾形，故稱「味蕾」。味

蕾分佈於舌周圍的乳頭（如葉狀乳頭、蕈狀乳頭、輪廓乳頭）中，亦散在於舌腭弓、會厭的後面、咽後壁等處的上皮內。新生兒較為多見，成年人較為少見。味蕾的大部分（舌前 2/3 部分）接受面神經的感覺纖維支配；另一部分味蕾（包括舌後 1/3）接受舌咽神經的支配。

味覺一般分為酸、甜、苦、鹹、辣 5 種。舌的各部分味覺刺激的敏感度則不相同：舌尖對酸、甜、苦、鹹的感覺非常敏感，尤對甜、鹹兩種味道更甚，舌的兩側周圍對酸的感覺最為靈敏；舌根對苦味的感覺最為敏感。

舌下絡脈、細絡的變化與舌的血供情況密切相關。包括舌動脈和舌靜脈。舌動脈是舌血供的主要血管，其中約有 25%與面動脈共幹起始於頸外動脈，共幹多呈向上凸起的襻，然後分出舌動脈和面動脈。舌靜脈主要位於舌下面，也是中醫舌脈診法觀察的主要血管。從形態、局部位置及注入處相對恒定來判斷，舌下神經伴行靜脈是舌靜脈回流的主要靜脈，同時也可以認為是望舌脈診法所見到的較為恒定的靜脈，亦即中醫稱謂的「舌下絡脈」。

舌前 2/3 的感覺是由神經來進行傳遞的，味覺是由參與舌神經的鼓索味覺纖維來支配的；舌後 1/3 兩側的感覺及味覺是由舌咽神經來支配的；舌根中部是由迷走神經來支配的。舌的運動神經是由舌下神經來支配的，但舌腭肌則是由副神經的延腦根，通過迷走神經的咽支來支配的。

綜上所述，舌的形態、結構特點非常突出，舌的黏膜上皮薄而透明，乳頭反應靈活、敏捷，舌的血管、神經分佈極為豐富，機體的病理變化可在舌上得以反映，因此疾病的症（證）情與舌之間有著密切的聯繫。

二、舌診是有科學根據的

舌診是指透過觀察舌象的各種變化，分析舌覺的不同，以了解機體生理功能和病理變化的一種臨床診斷方法。它是中醫學獨特的診法之一，位於「四診」之首位—望診，且居於相當重要的位置。近些年來，由動物實驗、臨床觀察和病理解剖研究，人們逐漸認識到，舌象與疾病性質及其發展有著較為密切的聯繫，從而有力地證明舌診作為中醫可靠的診斷手段之一，是非常科學的。隨其醫學研究的不斷開展，人們對舌象形成的原理有了更加深入的瞭解，對舌象的臨床診斷研究有了新的拓寬和進展。

中醫學認為，舌好似外露於體表的臟器組織，是觀察內藏於裏的臟腑的視窗。東漢末年的張仲景，將全舌看成一個蜷臥於口腔內的胎兒，他首先提出「舌胎」一詞。張石頑則進一步闡發，說：「舌苔之名，始於長沙，以其邪氣在裏，故謂之胎。」進入 13 世紀，舌診專著《敖氏傷寒金鏡錄》出版，該書詳細介紹了 36 種病態舌，為後世辨舌診病奠定了堅實的理論基礎。近代醫家曹炳章全面總結了醫學先賢們的辨舌診病經驗，同時又吸收近代西方醫學解剖生理學中有關舌的構造與功能知識，並結合自己的臨床體會，編撰出版了《彩圖辨舌指南》一書。時至今日，舌診已成為中醫診斷學中不可缺少的診斷方法之一。有人曾用儀器測知「其軀體的上部投影相當於舌體的前部，其下部相當於舌體的後部」，這與中醫學將全舌按上、中、下三焦劃分相當，也與張仲景的「舌胎」一說相符。充分說明全舌是整個人體的縮影。

(一)舌與經絡

舌的內在聯繫是由經絡的循行來完成的。經絡系統是由經脈、絡脈、十二經筋和十二皮部所組成。經絡內屬於臟腑，外絡屬於肢節，溝通於臟腑與體表之間，形成一個縱橫交錯的網路，透過有規

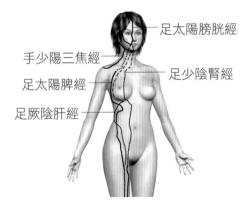

足太陽膀胱經
手少陽三焦經
足太陽脾經
足厥陰肝經
足少陰腎經

圖 1-3

律的循行和複雜的聯絡交會，組成了一個經絡系統，將機體五臟六腑、四肢百骸及皮肉筋骨等緊密地聯結成一個統一的有機整體。

關於舌與經絡系統的連屬關係，早在 2000 多年前的《黃帝內經》中就已有清楚的認識，如足太陰脾經，連舌根、散舌下；足少陰腎經、足厥陰肝經，沿咽喉，分別挾舌本、絡舌本；足太陽膀胱經筋結於舌本；手少陽三焦經筋入系舌本等（圖 1-3）。

(二)舌與臟腑

舌與經絡連屬實現了舌與臟腑相通，舌由經絡系統中的經脈、經別、經筋，與心、脾、腎、肝、膀胱、三焦等諸臟腑建立了直接的聯繫。

經絡系統縱橫交錯，入裏出表，通上達下，循行於臟腑和官竅之間，是運行人體氣血、聯絡臟腑肢節、溝通上下內外、調節功能活動的一種特殊而重要的通路系統。人

體五臟六腑無不由經絡與舌取得直接或間接的聯繫。

　　舌與臟腑相通，還體現於舌的一定部位內應一定的臟腑，並可反映所屬臟腑的症（證）情變化。目前較為通行的做法是將舌面分為4個區域與五臟六腑相對應，即舌尖內應於心、肺，多反映上焦心肺的病變；舌中內應於脾胃，多反映中焦脾胃的病變；舌根內應於腎，多反映下焦腎的病變；舌的兩邊內應於肝膽，多反映肝膽的病變（圖1-4）。還有一種以胃經來劃分的方法，即舌尖屬上脘，舌中屬中脘，舌根屬下脘（圖1-5），該方法適用於胃病的診斷。

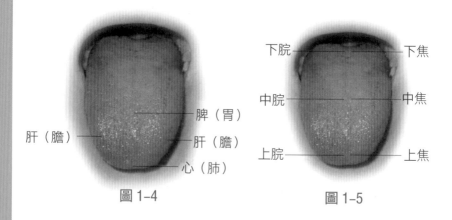

圖1-4　　　　　　　　　　圖1-5

（三）舌與精、氣、血、津液

　　精、氣、血、津液是維持人體生命活動不可缺少的物質。它既是臟腑功能活動的物質基礎，又是臟腑功能活動的必然產物。

　　舌與精、氣、血、津液的關係，是建立在舌與經絡、臟腑關係的基礎之上的。舌依賴經絡、臟腑的正常生理活

動而為之提供精、氣、血、津液等營養物質而發揮正常的
生理作用，有賴於精、氣、血、津液的濡養滋潤。精、
氣、血、津液的分佈、貯藏、代謝或運行於舌與臟腑當
中，支撐著它們的各自功能活動，並使它們之間能夠密切
配合，相互協調，共同完成人體的各種生理活動。臟腑功
能活動狀況的好壞，可從精、氣、血、津液的生成、運
行、輸布、貯藏和代謝等方面表現出來，無論上營於舌，
還是失營於舌，都可從舌上得到反映。精、氣、血、津液
無論是在生理還是在病理狀況下，都始終存在著相互依
賴、相互影響的密切關係。精、氣、血、津液學說從物質
的角度方面揭示了舌診的基本原理。

三、學好舌診能判斷疾病

舌診作為辨別人體狀態的一種獨特的診法，有其十分
豐富的科學內涵。裸露著的舌象變化迅速而清晰、明顯，
是病情變化最敏感的外象反應，能夠較為客觀地反映人體
的內在情況，它已成為中醫臨床辨證必不可少的客觀檢查
依據之一，對於分辨體質的好壞、判斷正氣的盛衰、分析
病位的深淺、區別病邪的性質、推斷病勢的進退、揣測病
情的預後、指導處方遣藥，都有著非常重要的意義。現扼
要分述如下。

(一)分辨體質的好壞

人的生命現象是構成機體的生命物質新陳代謝的結
果，各種的體質類型也基於代謝特徵，尤其以能量代謝為
重中之重。舌象是構成生命的一切物質的新陳代謝的體

現，因為構成舌象的生命物質與構成該個體體質的生命物質是一致的，所以根據舌象可以辨明體質類型。

就一般而言，舌體闊厚而平坦，舌色淡紅，苔滑或白或微黃的，其體質多較強壯；舌體尖薄，邊尖多紅或紫或有齒痕，甚至邊緣屈曲如同鋸齒狀，舌心少苔或無苔的，其體質多較虛弱；舌體狹長不厚胖，舌色淡紅，微有薄苔的，其體質多屬中等，不強亦不弱。

舌質淡紅，苔薄白的，多屬正常舌質，提示機體陰陽處於平衡狀態；舌質淡，有齒痕，苔薄白的，多屬遲冷體質，提示陽不足；舌質淡，苔薄白的，多屬倦怠體質，提示陰陽兩虛；舌質紅，苔少或無苔的，多屬燥熱體質，提示陰不足；舌質淡紅，苔膩的，多屬膩滯體質，提示陽不足；舌質紫點或紫斑的，多屬晦澀體質，提示陽不足。

舌質偏紅者，多數體質偏熱，舌質偏淡者，體質偏寒，舌苔偏膩者，一般體內濕氣偏重。

（二）判斷正氣的虛衰

機體正氣的盛衰常明顯體現於舌象。判斷正氣的盛衰，主要觀察舌色的變化，舌質、舌苔的潤燥以及舌苔的厚薄與有無。如氣血旺盛的，則舌色紅潤；氣血虛衰的，則舌色淡白。津液充足的，則舌質、舌苔滋潤；津液不足的，則舌乾苔燥。胃氣旺盛的，則苔薄白潤，舌體柔和，苔有根基；胃氣衰敗或胃陰枯竭的，則舌苔無根基或光剝無苔。舌質堅斂蒼老，舌色偏深，舌苔垢膩或堆聚的，則多屬實證，提示正氣未衰；舌質浮胖嬌嫩，舌色淺淡，舌苔剝落或無苔的，則多屬虛證，提示正氣已衰。一般來

說，舌色深赤多屬邪氣充實，舌色淡白多屬正氣虛弱。

(三)分析病位的深淺

一般從病位上來看，機體的皮毛、肌膚、經絡相對為外，外有病屬表，病較輕淺；臟腑、骨骼相對為內，內有病屬裏，病較深重。

對於疾病的診斷，應辨別病位的表裏，這對於外感病來說，尤顯得重要，因為內傷雜病的證候一般皆屬於裏證的範疇，分辨病位的表裏意義不大，而外感病則往往具有由表入裏、由淺而深的傳變發展過程。所以，表裏辨證是對外感病發展階段的基本判斷。

在外感疾病當中，觀察舌象的變化都能反映病位的深淺情況。舌潤而無苔，或見薄白苔，多屬疾病的初期，邪入尚淺，病位在表；苔黃而厚，多屬病位較深，病邪在裏。苔黃而帶白色，屬表邪未盡；微黃而苔薄，屬病邪尚淺；苔黃而糙澀，屬邪已入腑裏。簡而言之，白苔主表，黃苔主裏，薄苔主表，厚苔主裏，白而薄者是表證的初起階段，白而厚則說明病位已入深裏。對於半表半裏之證，觀察舌象的變化可幫助確定表裏的偏重。苔色白滑，或舌尖苔白，或一邊白，或兩邊白，均偏於半表；舌紅而苔白，其間或現雜色的，或舌尖白舌中紅，或舌邊白舌中紅，或尖紅中白，或尖白根黑（灰），都偏於半裏。

以外感溫熱病而言，其病位深淺可劃分為衛、氣、營、血4個層次。病邪輕淺多見於舌苔的變化，而病情的深重則見於舌苔、舌體的同時變化。當病初起，邪在衛分，則舌苔薄白；病情較重，邪入氣分，則舌苔白厚而乾

或見及黃苔，舌體色則紅；邪入營分，則見舌絳；邪入血分，舌色深紅、紫絳或紫黯，舌枯少苔或無苔。舌體色紅，苔乾燥，屬邪熱充斥，氣營兩燔；舌質光紅，苔剝落，屬熱入營血，氣陰兩傷。

三焦所屬臟腑的病理變化和臨床表現，標誌著溫熱病發展過程的不同階段。上焦病變多屬初期階段，中焦病變多屬極期階段，下焦病變多屬末期階段。就其舌象而言，熱在上焦者多苔黃，若為老黃，甚則黑而起芒刺，則傳至中焦，再進入下焦，劫爍真陰，則舌絳苔少。

例如，對食管癌中、晚期舌象進行觀察，發現早期的舌象以淡紅舌、黃苔、厚膩苔者比例最高；中期的舌象以紅紫、青紫、厚膩苔、黃苔、剝苔多見，晚期的舌象以青紫、淡青紫、厚膩苔、無苔的比例最高。觀察舌象的變化，可辨明肝硬化患者的病情輕重情況，肝鬱脾虛型以舌色黯紅或淡，舌體較胖或邊有齒痕為主，屬肝硬化早期；氣滯血瘀型以舌質青紫，舌上有青紫斑塊、瘀點為主，屬代償期肝硬化、肝功能減退之失代償期；水濕內阻型以舌質淡紅、苔白膩或薄白為主，屬肝功能失代償期腹水輕症；瘀血阻絡型以舌質紫紅有瘀點、瘀斑，舌下靜脈怒張，苔薄黃或黃膩，一般屬肝硬化的後期。

(四)區別病邪的性質

不同性質的疾病，在舌上都能得以反映出來。由於疾病每與胃氣搏聚而成苔，所以辨別病邪的性質以觀望舌苔為主。

舌苔白而薄者，多屬外感風寒之邪，苔薄白而乾，多

屬外感風熱之邪，舌歪、舌顫多屬風邪，舌淡苔白滑多屬寒邪，舌紅苔黃多屬熱邪，舌紅少津多屬燥邪，舌苔滑膩多屬濕邪，舌苔黏膩多屬痰凝，舌紫黯或有斑點多屬瘀血，舌苔腐膩多屬食積。故凡風、寒、熱、燥、濕、痰、瘀、食等諸種病邪，無論於舌苔、舌質的變化方面，都明顯有徵象可驗。

若諸種病邪合至，亦可在舌象上有所反映。舌質淡、苔白滑，多屬寒濕之邪。若風濕傷表，則苔多滑白不厚；若寒濕傷裏，則苔多白膩而厚；若風熱而無濕，則苔多薄白，或白苔邊紅。苔黃而厚膩，則多屬濕熱之邪。舌紅而苔燥，多屬燥熱之邪。

另外，舌質堅斂，苔黃厚而燥者，多屬傷食胃實。形堅色絳，舌尖常有芒刺者，多屬實火之舌象。形萎而色絳，甚則斂束如荔枝肉者，多屬傷陰之舌象。痰飲、濕濁、食滯或外感穢濁之氣，均可見舌苔厚膩。

（五）推斷病勢的進退

舌苔的變化反應著正邪的消長與胃氣的強弱，舌質的變化反應著臟腑氣血的盛衰。所以，從舌象的變化可以推斷病勢的進退情況。若舌質不發生明顯的變化，而舌苔由少變多，由薄變厚，由疏變密，由舌尖而漸至舌根，無論其苔色如何，均說明邪氣漸盛，主病進；反之，舌苔由多變少，由厚變薄，由密變疏，由舌根而漸及舌尖，均說明正氣漸復，主病退。或者可以說，無論何種舌苔，凡由清變濁，由鬆變緊，由散變聚，說明病進；反之，說明病退。若舌苔驟增驟退，往往是病情暴變的反映。如薄苔突

然增厚，為邪氣急驟入裏的表現；滿舌厚苔而突然消退，屬邪盛正衰，胃氣暴絕的表現。二者皆屬惡候舌象。

若舌苔始終不退，而舌質出現特殊變化，或絳，或紫，或胖嫩，或乾萎，皆屬於邪氣不減，而正氣處於衰敗之地。其中，舌色由淡紅轉為紅、絳或紫絳，或舌面有芒刺裂紋的，屬邪熱內入機體，有傷陰、血瘀之態勢。臨床觀察表明，出現紅絳舌的，提示病情已屬深重；舌色淡紅而轉淡白、淡紫色，舌體胖嫩有齒痕的，提示陽氣受傷，陰寒內盛，病邪由表入裏，由輕轉重，病情由單純變為複雜的，屬病進。若舌苔雖然逐漸消退，或光剝無苔，而舌質又出現特殊變化的，則完全屬於正虛之候，病情不僅不減，而且到了嚴重的階段。

一般來說，舌色深赤而苔較薄者，屬正氣勝邪的表現；舌色較淡而苔較厚者，屬邪氣勝正的反映。

苔色與苔質，往往隨正邪的消長和病情的進退情況呈相應的動態變化。如苔色由白轉黃，又進一步轉灰、轉黑，苔質由薄轉厚，由潤轉燥，說明病邪由表入裏，由輕變重，由寒化熱，津液被耗，屬病勢發展。臨床觀察表明，出現黑苔，其死亡率較高。若苔色由黃轉白，苔質由厚變薄，由燥轉潤，往往是病邪漸退，津液復生，病情向好的方面轉變。

(六)揣測病情的預後

凡舌的神、色、形、態無大的異常變化，提示正氣尚存，預後較好，即使病情較重，則仍有轉機。反之，若出現舌的神、色、形、態敗壞，則表明臟氣衰竭，預後不

良。也就是說，舌榮有神，舌面薄苔，舌態正常者，屬邪氣未盛，正氣未傷，正氣尚能與邪氣抗爭，預後較好；舌質枯晦，舌苔無根，舌態異常者，屬正氣虧虛，胃氣衰敗，病情多屬兇險。舌質隱隱猶如紅活，即使有病，無非是氣血阻滯，而非臟氣敗壞；若舌質乾晦枯萎，呈現真臟之色，則是臟氣衰敗。舌苔先厚而退，且復發新白薄苔，乃邪去正復，預後良好；若原本厚苔，然突消退，且舌光而燥，復不生苔，則多屬胃氣漸絕，預後不良。舌如去膜的豬腰子或舌起白苔如雪花片者，提示正氣大傷，臟器衰竭，預後不良。

出血性與缺血性腦血管病在發病初期的舌象有顯著的不同表現。腦出血者，若出血量小，則舌體大小正常，舌尖略為偏斜，舌質紅，苔薄黃，預後好；出血量大，舌蜷縮、僵硬，舌質黯紅，苔黃厚漸變黃黑結痂者，則預後較差。腦血栓形成，梗塞灶小，舌質淡紅，苔薄白，則預後較好；梗塞灶大或多發性梗塞灶，舌體瘦小或胖大，舌蜷縮、僵硬，舌質淡白或黯紅，苔白厚或花剝，舌面多津或流涎不止的，則預後多欠佳。舌象的變化對於預測婦科病的轉歸確有較高的參考價值，在婦科病的治療過程中，若反常苔減少，則諸症也往往隨之減輕；若黃色苔轉為白色的，或厚苔變為薄苔的，其病勢亦見減輕；苔和質均趨正常的，則提示病漸痊癒。如婦科病諸症已減，而舌苔、舌質仍反常的，提示病雖好轉，而病因未除，其病多易復發。其證（症）還有加重的可能性。若證（症）與苔俱見好轉，僅僅見舌質仍處於反常狀態，提示病雖好轉，而正氣未復，臟腑氣血仍處於失調狀態。

(七)指導處方遣藥

在臨床工作中，舌診具有很好的指導辨證用藥的作用。如當人們患有風熱感冒時，症狀為發熱、苔薄為邪在衛分，可用辛涼宜透的銀翹散或桑菊飲。舌苔若轉為純黃白色時，屬邪入氣分，並同時伴見大熱、大渴、大汗、脈洪大等時，可用辛寒清氣的白虎湯。一旦舌色變成紅絳時，提示邪熱已深入營分，可用清營透熱的清營湯。若舌色變深或紫絳時，提示邪熱陷入血分，宜用涼血散熱的犀角（以水牛角代替）地黃湯。

臨床上，若舌苔粗白，漸厚而膩，此乃寒邪入胃，夾濁飲而欲化火之故，宜用半夏、藿香等治療。若厚膩而轉黃色，此乃邪已化火之故，宜用半夏、黃芩等施治。脾胃虛寒者，舌質白、苔無而潤，宜用黨參、白朮、木香、茯苓、炙甘草、乾薑、大棗等以溫脾益氣；脾熱者，舌苔中黃而薄，宜用黃芩之類以清瀉脾熱；肝火者，舌邊赤或有芒刺，宜用柴胡、焦梔子等，以瀉其肝火；胃火者，舌中苔厚而黑燥者，必用石膏、知母等，以清熱降火。

滿舌紅紫色而無苔者，此乃絳舌，亦屬腎虛，宜用生地黃、熟地黃、天門冬、麥門冬等，以滋補腎陰；大病之後而見舌絳如鏡，發亮而光，此乃腎水虧極之故，宜投以大劑量的六味地黃湯，以救其津乏。

傷寒病之人，若見舌全黑，當用附子理中湯以溫中祛寒；溫病復發，症見脇痛筋掣，氣逆痰多，壯熱神昏，脈見芤數，舌絳無津，有陰虛陽越，熱熾液枯之險，當用犀角（代）、羚羊角（代）、玄參、知母等，以壯水息風。

　　最近的研究表明，舌診還可用於指導臨床選藥。如舌質淡、苔白或苔滑者，提示陰寒偏盛，苦寒藥當慎用，如苦參、蒲公英、馬鞭草、椿樹皮等；性涼者亦當少用，如白花蛇舌草、半支蓮等。舌質紅、苔黃厚燥者，提示陽熱偏亢，溫熱藥當慎用，如天南星、雄黃、皂角刺、鐵樹葉等。舌質紅、無苔或苔燥者，提示胃陰不足或陰虛火旺，除苦寒、辛溫藥當慎用外，其利水滲濕藥亦當少用，如半邊蓮、澤瀉、龍葵、野葡萄藤、石打穿等。舌質紅、苔厚膩者，提示濕熱內蘊，其滋膩藥當慎用，如龜甲、天冬、人參等。

　　另外，還可根據舌面的燥濕和乾潤情況來判別燒傷休克期補液量是否恰當，並將休克期的舌象分為 3 型。

1. 潤津型

　　舌面濕潤而光澤，舌質紅潤，苔薄白，舌體大小正常，觸之柔軟，溫而淡濕，提示補液量應適中，且預後尚好。

2. 少津型

　　舌面少津或乾枯無津，舌質黯或紫色，苔燥黃或白膩，舌體枯瘦，觸之冰涼，乾癟或黏，提示補液不足，預後較差。

3. 多津型

　　舌面潮濕，舌質淡，苔薄白，舌體較為胖大，觸之溫濕有抵抗感，提示補液量輸入過多或過快，其預後較好。

四、舌診方法很簡單

(一)舌診最佳時間

　　舌診時，一般是在患者空腹、靜臥、情緒安靜的狀態

下進行，以早晨最好，此時機體處於安靜狀態，陰陽之氣相對平衡，經絡營運的氣血經氣調和而均勻，飲食未進，口腔內未因飲食的咀嚼影響而發生改變，故此時間段內進行舌診較能真實地反映機體生理、病理方面的變化情況。

(二)體位與姿勢

望舌時，醫者姿勢可略高於患者，以便於俯視口舌部位。就診者一般取正坐位，病情嚴重的患者，可取半坐位、仰臥位或側臥位，將頭部擺正，面朝向自然光線的投線方向，頭略抬起，使口舌部明亮，以便於觀察。

觀察舌體、舌苔時，要求患者自然將舌伸出口外，舌體放鬆，舌面平展，不可蜷縮，舌尖略微向下，儘量張口，以使舌體充分暴露。如伸舌過分用力，舌體緊張蜷曲，或伸舌時間過長，皆會影響舌體的血液循環而引起舌色的改變，或舌苔變樣，或乾濕度等發生變化，造成假象。如伸舌用力，呈圓柱形狀，或呈尖峰狀態，均會使舌的顏色加深；兩側捲曲，會使邊尖顏色加深；用力伸舌過久，舌色會漸呈青紫狀改變。

觀察舌脈時，囑患者儘量張口，將舌體向上腭方向翹起約呈 45°角，舌尖可輕抵上腭，舌體保持自然鬆弛，使舌下絡脈自然顯露。舌體切勿用力太過，以免影響氣血的運行。

(三)手段與順序

舌診以望診為主要手段，如望舌體、望舌苔、望舌脈。除了望診以瞭解舌象的變化之外，還必須結合其他的診察手段如透過問診，以瞭解舌上味覺的情況以及舌部的

異常感覺，舌體運動是否靈活。借助於聞診，以瞭解其語言是否清晰。有時還需結合觸摸、揩刮等手段來進行舌診檢查，如刮舌，用消毒的一次性壓舌板的邊緣部，以適中的力量，在舌面上由舌根向舌尖緩緩推刮 3～5 次；又如揩舌，採用消毒紗布捲在示（食）指上，蘸取少許的清潔水在舌面上由舌根向舌尖連續揩抹 4～5 次。該兩種方法的目的，皆是為了檢查舌苔是否易於剝脫，露於舌體的色澤情況以及舌苔的再生情況等。可予鑑別舌苔有根或無根以及是否屬於染苔等。對於昏迷患者，可用壓舌板或用開口器撬開口，以方便觀察。

望舌體、舌苔的順序：先觀察舌體，再觀察舌苔。因為舌體的顏色容易改變，伸舌較久時，舌體色澤會隨血脈的運營變化而失真，而舌苔覆蓋於舌體之上，一般不會隨其觀察時間的久暫而發生變化。望舌苔，從觀察舌尖、舌苔開始，再觀察舌中、舌側，後觀察舌根。

望舌脈的順序：首先觀察舌系帶兩側的大絡脈的粗細、顏色，有否怒張、彎曲等改變。然後，再觀察周圍細小絡脈的顏色、形態以及有無紫暗的珠狀結節和紫色血絡等。

在望舌的整個過程中，要養成按一定順序進行觀察的習慣，力求敏捷迅速，全面周到。如果一次望舌判斷不清，可囑患者休息 3～5 分鐘後，再重複觀察一次。

(四) 注意事項

為了使舌診所獲得的資訊準確、有效，必須注意排除各種操作因素所造成的虛假舌象。舌診時，應注意下述幾點情況：

1. 光　線

在不同的照明條件下，對於同一種物體，會使人們對顏色的分辨發生錯覺，得出不正確的判斷。所以，望舌應以白天柔和、充足的自然光線為佳，要使自然光線直接投射至舌面上。

但若在室外強烈的陽光下觀察，則黃苔可變淺，舌質可由暗紅變成淺紅色，其色鮮如楊梅狀；若在晚上或暗處，光線過弱時觀察，則白苔可誤認為是灰白苔，紅舌可誤認為是紫舌，淡紫舌可誤認為是青舌，薄黃苔可誤認為是黃白苔等。因此，應改用熒光燈或強度中等的手電筒照明。但是，人工照明總是有其缺陷性，如螢光燈下的舌色多偏紫，手電筒照明易將黃苔誤認為白苔，白熾燈下觀察舌苔則偏黃，最好待白天再重複檢查一次，以校偏差。

另外，還要避免有色門窗、牆壁、彩色的燈泡或其他染物的反光干擾等。

2. 食物或藥物

如厚苔在飲食時，經食物反覆摩擦，可變成薄苔；舌乾少津者，飲水後可暫時變得濕潤起來。另外，辛熱食物的高溫與刺激，致使舌的毛細血管血流加速，血管充盈，可使淡紅舌變成鮮紅舌，或紅舌轉變成絳舌；相反，冷食冷飲，可使血管收縮，血流減慢，使紅舌轉變成淡紅舌或淡紫舌；較多進食甜膩食物時，可使舌苔變厚；服用鎮靜劑時，可使舌苔變得厚膩起來；長期使用抗生素時，可出現黑膩苔或黴腐苔；當臨床應用腎上腺皮質激素、甲狀腺激素時，可使舌質變得較紅；當抗癌化療時，可使舌苔減少，或較乾燥。

　　飲服某些食物或藥物時，可使舌苔著色，稱為「染苔」。從而掩蓋原有的苔色。如食用富含脂肪的花生、杏仁、核桃、瓜子、豆類等食物時，皆可使舌苔染上一層黃白色；如飲用牛乳、豆漿等時，可使舌苔變白；綠色的蔬菜瓜果，比如黃瓜、絲瓜、奇異果等可使舌苔變綠；黃色的菜餚、蛋黃、枇杷、黃連、黃柏、維生素 B_2（核黃素）、複合維生素等可使舌苔變成黃色；由朱砂製成的丸散劑，長期服用後，常使舌苔染成紅色；飲服黑褐色的食物、藥物等可使舌苔變成灰黑色；焦黑色的食品橄欖、複方甘草片等可使舌苔變成黑色；楊梅醬、咖啡茶、葡萄汁等可使舌苔呈褐黑色改變。經常含服口香糖、進食冷食或飲用各種有色的飲料，也較易染成各種不同顏色的舌苔。診舌時，均應予以排除。因此，一般情況下不宜在患者進食或漱口後就立即進行舌診檢查。

　　臨床上若見舌苔突然改變或舌象與病情不相符時，均應注意詢問患者的飲食及服藥等情況，以免造成誤診。

3. 生活習慣與嗜好

　　如無刷牙習慣的人，多有口臭，且易出現黃膩苔；有刮舌習慣的人，常使厚苔變薄；習慣於張口呼吸的人，舌質大多乾燥無津液；喝茶無節制的人，舌多濕潤；長期吸菸的人，舌苔多呈灰黑色改變；偏愛吃辣的人，舌質多呈紅色改變。

4. 季節與時間

　　中醫學很早便認識到季節、時間等對人體生理的影響作用，據此提出了「天人相應」、「天人合一」學說。四季的變換、晝夜的交替等皆可使舌象有所改變。夏季暑濕

較盛，血液循環加快，外周血管擴張，易使舌苔變厚，出現淡黃色改變；秋季乾燥少雨，燥邪當令，舌苔多薄而乾澀；冬季氣候寒冷，舌常呈濕潤改變。

早晨剛起床時，舌苔微為較厚；白天進食以後，舌苔變薄；晨起時舌色黯滯略紫，活動後舌象恢復紅活有神，過度活動後，則舌象正紅。另外，味覺的敏感程度方面，晚上要比早晨敏銳一些。

5. 口腔因素

當牙齒殘缺不全時，可使同側舌苔變厚；裝有假牙時，可因磨損的緣故，而見舌面光滑或中心極為薄弱；鑲牙時，可使舌邊留下齒印；張口的人，可使舌苔變乾等。上述異常舌象變化，皆不能作為病理徵兆對待，應注意鑒別，避免誤診。

另外，當舌有血跡出現時，應分辨是牙齦出血抑或是癲癇發作時傷舌出血以及鼻腔、內臟出血等原因所引起，需當慎認。

口腔味蕾受外界物質的暫時作用，可使舌覺發生某些變化。如四環素片，在嚼碎後再吞服，則舌面的苦味感覺可變成金屬味道而持續一段時間，即使採用漱口、刮舌苔等方法也不能一下去除掉；某些牙膏中含有硫酸十二酯鈉，刷牙後，可使橘汁中的酸味嘗起來是甜甜的味道。這些味覺變化都不屬於味覺異常的範疇之內。

第二章　舌象所反映的疾病

一、舌質反映的疾病

舌質又稱「舌體」，是舌的肌肉絡脈組織（包括血管、神經等組織）。望舌質主要觀察舌神、舌色、舌形、舌態四個方面的改變，以候臟腑之虛實，氣血之盛衰。無論舌質如何改變，無不外乎這四個方面改變的排列組合。

(一)舌神主病

舌神是整個生命活動現象的主宰，主要表現在舌質的榮枯和靈動等方面。舌榮提示有生氣、有光彩，是有神的表現。舌枯提示為無生氣，無光彩，是無神的表現。臨床上凡是舌色紅活明潤的，無論出現何種苔色，多屬病情輕淺的表現，其預後良好；若其舌毫無血色枯晦黯淡的，不拘有苔或無苔，全無神氣者，其病多屬危重，預後兇險。

(二)舌色主病

舌色是指舌質的顏色。一般可分淡白、淡紅、紅、絳、紫、藍、青等諸種，其實質可分為兩大類：淡紅、紅、絳，是紅色由淺淡至深濃的幾個不同檔次；而紫、淡

紫、藍、青，是紅色成分逐漸減少、青色成分逐漸增多的幾個不同檔次。正常舌色多為淡紅色，這是由於舌為肌性器官的緣故，胞漿內含肌紅素（肌紅蛋白）。肌間結締組織內含大量的毛細血管，血運相當豐富，其血色透過白色透明的舌黏膜面，而呈淡紅色。當有病時，血液成分或濃度便有所改變，或舌黏膜上皮出現增生肥厚或萎縮變薄，舌的色澤便發生改變。因此，除淡紅色為正常的舌色外，其餘都是主病之色。

1. 淡紅舌

舌色白裏透紅，不深不淺，均勻適中（圖 2-1）。提示心血充足，陽氣布化均勻，胃氣旺盛，多屬正常舌色。若淡紅舌大部分淡白，個別部位呈紅色改變的，屬淡白夾紅舌，多屬虛火內動。若無苔的，則多為陰虛內熱的徵象；若其舌質嬌嫩有齒痕的，則為虛寒的徵象。

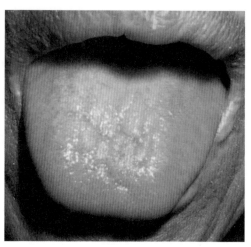

圖 2-1

2.淡白舌

舌色比淡紅舌淺淡，白多紅少，甚至全無血色的，稱為淡白舌（圖2-2）。是提示機體虛寒的舌象。淡白舌可有以下兩種情況。

（1）淡白濕潤胖嫩舌

舌色淡白不紅，舌體明顯增大，舌上水津較多，極像有過剩的水分浸滲於舌體之中，一般伴見滑膩苔，或舌邊有齒痕呈荷葉邊樣，並同時兼見腹脹、便溏、肢寒和浮腫等症狀。

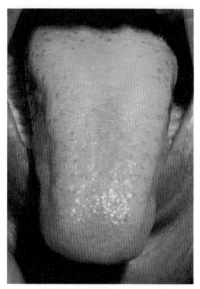

圖2-2

（2）淡白光瑩瘦薄舌

舌色較正常人淺淡，但略帶淡紅，舌體與常人大小相似或稍小，舌質雖潤但無過多的水分，初起之時，每由舌中心先見光滑，漸向舌的四邊發展，舌苔逐漸脫落，又無法續生新苔，終至全舌光滑如鏡，好像剛被剝皮的雞肉一般，故稱「光瑩」，即光滑潔淨的意思，並同時伴見頭暈耳鳴、氣短乏力、聲音低微、心悸自汗、口唇淡而無華、面色㿠白或萎黃等症狀，是屬氣血俱虛。

另一類是全無舌色，枯白而無華，甚至連牙齦、口唇也變得蒼白而無華，屬枯白舌，提示陽氣衰敗，脫血奪氣，多見於氣血極度耗損或陽虛陰盛等危重病症的患者。

淡白舌在內傷雜病中較爲多見。久病後、婦人懷孕兩個月後、外感熱病後期、慢性肝病、心功能不全、腎性水腫、甲狀腺功能減退症、維生素 B 群缺乏症以及慢性消化吸收不良、晚期癌瘤、長期消耗性發熱伴出現失血、貧血以及各種原因引起的慢性失血或急性大出血等，均可見出現淡白舌。

3.紅　舌

正常人的舌質應該是全舌紅活，濃淡均勻一致。若舌色較深、呈鮮紅色改變，猶如雞冠狀的，就稱為紅舌（圖2-3）。此屬熱證徵兆，提示熱邪亢盛、氣血沸湧，舌體絡脈充盈的緣故。按其部位的不同可分為：紅在舌中，提示脾胃之火；紅在舌尖、舌邊，提示心肝之火；淡白夾紅的，多提示虛火。

（1）舌色稍紅或僅見舌邊、舌尖略紅的，多屬外感風熱，是屬表熱。

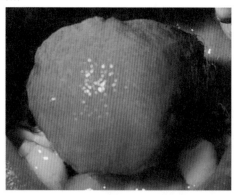

圖 2-3

（2）舌尖鮮紅有刺的，多屬心火上炎，是屬裏熱。

（3）舌色鮮紅並有芒刺出現或兼見黃厚苔或灰黑苔的，則多屬實熱。

（4）舌色鮮明，舌面乾裂，或苔厚而黃，或灰黑而乾燥等特徵的，則大多病程較短，病邪嚴重而正氣未衰、發熱，嚴重者伴見神昏譫語等。

（5）舌質鮮紅而有裂紋，或見少苔，或光紅無苔的，則多屬虛熱，是由於外感溫熱病的後期，陰液受損或內傷久病，陰虛化燥生熱，虛火上炎於舌的緣故。

（6）舌面乾燥而少津液，且伴見不喜飲等特徵的，多見於慢性消耗性疾病或溫熱病的後期，常伴見午後潮熱，五心（兩手足心與心窩部）煩熱等。

還有一種舌質嫩紅像新生出來一樣，看上去非常濕潤，但捫上去卻很乾燥，稱作鏡面舌，並同時見有十分口渴的樣子，此乃津液枯竭的表現。若見舌紅無苔，舌面裂紋，此屬陰虛火炎之故；若見色紅而不榮，且又很乾燥的，是屬胃津已傷，氣不化液，此時用藥切不可過分寒涼，可採用炙甘草湯加減施治。

> 紅舌還常見於高熱症以及化膿性感染症。另外，舌邊發紅，常見於高血壓、甲狀腺功能亢進或正在發熱的患者；舌尖發紅，常因工作時間過長、失眠、消耗過多、體內缺乏維生素或其他營養物質所致；舌質紅而有刺，像楊梅樣，稱為「楊梅舌」，常見於猩紅熱或高熱持續數日以上的患者。

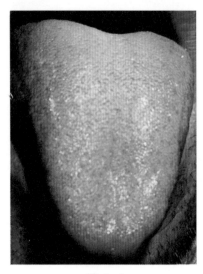

圖2-4

4. 絳舌紅

舌進一步發展,顏色更深,且紅中透出紫色的,稱為絳舌(圖2-4)。對於外感病來說,提示病情加重,熱入營血或 伏熱內蓄於心胃,或為逆傳心包之故;對於內傷病來說,提示陰 虛火旺或胃腎液竭之故。

舌質絳或有紅點、芒刺,說明外感病邪熱已加重;色絳而中心乾的,說明心胃火盛,劫爍津液;舌絳而出現大紅點的,為熱毒攻心;舌絳少苔或無苔,或有裂紋,為內傷雜病陰虛火旺;若見舌色絳紅、舌面光亮如鏡,為胃陰消亡之故;若見色絳不鮮,乾枯而萎的,為腎陰枯涸之故;若見舌絳而色黯或出現瘀點、瘀斑的,為血瘀夾熱之故。

同為絳舌,可因有苔或無苔、有津或無津而意義不同。若見舌上出現薄苔的,為衛氣之邪未淨之故。若見舌絳而兼有黃白苔垢,乃熱雖入營,而氣分之邪未淨。此時的舌面罩有黃苔或白苔,提示陰津雖未受耗,而氣分熱邪已有侵襲營分之趨勢。此時宜宣衛透營兩解其邪,不能單純施以涼血之法,以防滋膩陰柔之人血分藥壅熱留邪,不能使氣分病邪向外透達,造成閉門留寇之弊。若見舌絳而有薄黃膩苔,伴出現神志昏瞶,為濕熱夾血熱蒙蔽心包之故,宜施以清熱開

竅，涼血化濕之法治療。若見舌苔全然盡化而紅絳畢露的，則屬邪熱全入營血，此時可予盡投清血之藥。若見純絳無苔而光潔如鏡的，則非但心營兩灼，且胃津均已告竭殆盡，津液不能貫注於舌本之故，治當急用甘寒濡潤、增津益液之藥，大劑量頻服，紅活的還可有救，板滯的則就無效了。若見舌絳而潤澤，則多夾有痰濕。若見舌絳而乾，中心處無苔，為血熱熾盛，津液耗傷所致，必當清營救液兩顧其急。舌絳望之若乾，手捫時則有津液的，此乃津虧而濕熱薰蒸，將成濁痰，有蒙蔽心包之險。

另有一種絳舌，只能到達齒邊，不能伸出口外，此為痰熱內結，舌根受阻，邪氣極易竄入厥陰。此類絳舌，其上必布有一些濁苔，此為膈間積有痰濁徵兆，故當急以清熱豁痰，宣竅通絡，否則待靈竅一閉，神志遽昏，此時需加清營開竅之藥。倘若內風一動，抽搐頻起，又必投以清熱定風之品。

另外，還需辨別溫病新感與伏邪時舌絳之不同。若是外感溫病，定先見及白苔，舌質由紅而逐步變絳，顯示病邪由衛分、氣分漸次傳入營分、血分。若是伏邪溫病，則病起即見舌色紅絳而無苔，當施以清營透泄之法後，以使伏邪轉出於氣分，就能漸漸布上白苔。此為新感和伏邪在舌苔上的不同之處。

總而言之，絳舌有虛實之分。純絳鮮澤者，屬熱入包絡之故；絳而乾燥者，屬熱邪亢盛之故；光絳如鏡或乾枯不榮者，屬陰液虧損之故。絳舌還存在著有苔與無苔的區別，兼見黃苔的，屬氣分之邪未淨之故；絳而其上罩膩濁或黴醬苔垢的，屬兼痰濕穢濁之故。

絳舌常見於久病、重病之人，如術後、嚴重燒燙傷、甲狀腺功能亢進症、肝硬化腹水後期、嚴重的結核病、敗血症、惡性腫瘤的晚期以及感染性發熱等的患者。

5.紫　舌

舌呈均勻的紫色改變，或紫中有絳，或紫中有青，或紫中有帶灰色改變的，均稱為紫舌（圖2-5）。此屬血液瘀滯的表現，提示血行欠暢，瘀滯而成紫。

有部分紫舌是從紅絳舌發展而來的，紫中帶絳稱為絳紫舌，常伴見乾枯少津（舌面多乾燥），為營血熱盛傷津，血液壅滯之故。也有部分是從淡白舌發展而來的，紫中帶青的，稱為青紫舌，常伴見色淡而濕潤（舌面多潤活），為寒邪壅遏，血液凝滯，或屬陽虛陰盛，氣血運行欠暢之故。

還有因血脈瘀滯，瘀血內積而成，紫中帶灰的，稱為暗紫舌（舌面乾燥或穢垢），常伴見瘀點或瘀斑，可因熱邪深重，津枯而血燥，血行瘀滯所致；亦可因素有瘀血，復又邪熱內蘊，入於營分，血熱搏結，阻滯血流所成；還可因素喜飲酒，溫熱夾濕，濕熱相併，深蘊於血中的。

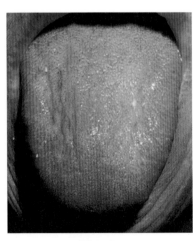

圖2-5

（1）舌呈紫色，略帶灰色，晦暗而無光彩，舌邊

伴見瘀點。需做分別的是，若純是熱邪入血，舌必當乾燥而無津液，病至此時，多屬難治；有瘀血者，舌面濕潤不乾；夾濕者，舌上當兼見穢垢。瘀血內積舌紫的治療，以活血化瘀為原則，方可選膈下逐瘀湯（炒五靈脂、川芎、丹皮、赤芍、烏藥、延胡索、甘草、當歸、桃仁、紅花、香附、枳殼）、血府逐瘀湯（當歸、牛膝、紅花、生地黃、桃仁、枳殼、赤芍、柴胡、甘草、桔梗、川芎）等。如有結塊出現者，宜化瘀與軟堅並用；兼有營熱者，可加入丹皮、生地黃之類；伴見氣滯者，宜伍用烏藥、香附等行氣之品。

（2）若長期酗酒成癖，或恣意暴飲、暴食，酒毒、濕濁蘊積於體內，脾胃受困，嚴重者以致酒毒攻心，臨床可見舌紫，屬酒毒內蘊舌紫，可見舌深紫腫大，乾枯而少津，舌面焦燥而起刺以及脾胃濕濁內阻（口苦、嘔惡、脘腹痞悶等）的症狀出現。治療時，宜施以清熱解醒之法，方可選葛花解醒湯（木香、橘皮、人參、豬苓、茯苓、炒神曲、澤瀉、乾薑、白朮、青皮、白豆蔻、砂仁、葛花）加黃芩、黃連等。

> 　　紫舌可見於心臟病、出血性疾病、血中缺氧、中毒、呼吸困難、嚴重感染等病症。特別需要指出的是，長期出現紫舌的人，需就醫檢查，以排除腫瘤病和其他嚴重內臟疾病的存在。

　　部分患者在進行舌診檢查時，常因伸舌時間太長，且過分用力，以致舌面處於緊張狀態時，亦可出現紫舌，縮回後即恢復原色。因此，當診察舌色時，應囑患者平舒伸

舌，切勿過分用力，以避免造成假象而誤診失治。

6. 青 舌

其舌色如皮膚上暴露的「青筋」色，全無紅色可言，稱為青舌（圖2-6），此為陰寒與瘀血的舌色，提示寒凝陽鬱或陽虛寒凝，內有瘀血。有瘀血而舌色青者，似如體表跌撲損傷而發青樣，原理相似。

青舌所主之病：一為寒凝陽鬱之故，蓋由寒邪直入於裏所致。寒為陰邪，陰寒而內盛，陽氣鬱而不宣，氣血凝滯，故舌見青色。假如外感病見此舌的，常為寒邪直中少陰、厥陰之徵；或為慢性病，屢經汗下，陽氣受戕，肝腎虛衰，寒從中生之故。內傷雜病見此舌者，可為真陽衰絕之候。

其辨證要點是：舌質色青，舌面略帶潤滑，並兼見臟腑虛寒（惡寒蜷臥，口不見渴，四肢厥逆，手足指甲唇色皆青，吐利腹痛，或下利清穀，脈沉遲而無力）的症狀出現。治療時，宜施以溫陽祛寒之重劑，其方可選四逆湯（炙甘草、乾薑、附子）、附子理中湯（炮附子去臍、乾薑、炮吳茱萸、肉桂、人參、當歸、陳皮、厚朴薑炒、白朮、炙甘草、生薑、大棗）、吳茱萸湯（吳茱萸、人參、生薑、大棗）等。

二為瘀血鬱阻之故，其主要原因有三：其一可因寒所致，寒邪侵入臟腑，血得寒則凝；其二可因氣所致，氣虛或氣滯，則無推動血行之功，血停則瘀；其三可因傷所致，外傷等引起出血，離經之血停留於體內造成。其辨證要點為：舌質色青，舌面略為乾澀，或伴灰苔，並出現瘀血內阻（胸中滿悶，腹中痞塊，皮膚瘀斑，肌膚甲錯，口渴而常漱水但不欲咽，面色黧黑，四周青紫，脈遲細而澀）的症狀出現。

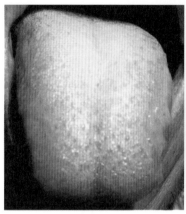
圖 2-6

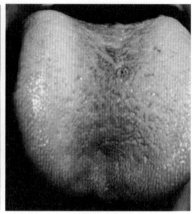
圖 2-7

大凡見舌青而明潤的，其預後較好；舌青而枯槁的，則預後不良。

青舌可見於西醫學中的心功能不全、乙醇中毒性肝硬化、阿狄森病、結節性動脈周圍炎、癌腫、血中寒冷凝集素增高症等病症。

青舌者，起病急驟，並伴見四肢厥冷，面色蒼白、脈沉伏等症，且飲水不多，喜溫喜熱，雖見煩躁不安，但其聲音不揚的，相當於西醫學中的急性周圍循環衰竭、休克等危重病症。另外，孕婦胎死腹中，亦可見出現青色舌。

7. 藍　舌

其舌色如同靛藍，稱為藍舌（圖 2-7）。多由血液瘀滯所引起。藍舌屬臨床少見之舌色，真正的全舌色藍者很

難見及，舌體某一區域之藍舌變化則較常見。臨床上所見的藍舌常有藍色舌、淡藍色舌之分。藍色舌者常分佈於舌之兩側或前半部的某一部分。淡藍舌者，很難與淡紫舌分開看待，其藍色常分佈於舌邊或全舌。

舌赤而中邊帶有淡藍或深藍條帶的，溫邪或濕溫熱鬱不解之邪犯及中焦，則常見該舌色。罹患痰飲證者亦見苔滿滑膩，舌的前半部出現藍色的，此屬陰邪化熱之外候。

> 　　西醫學中的急性胰腺炎、肺源性心臟病以及其他心血管疾病與惡性腫瘤晚期、全身極度衰竭的病人，確實可見舌面出現條帶狀或片狀藍色、淡藍色區域出現。

藍而滿舌滑膩的，為痰濕、痰陰，陰邪化熱之外候。藍色見於舌中質滑膩的，必定是濕邪或痰久滯，提示病情已發展到危急階段。微藍色而未布全舌的，可見於濕熱邪未解，但更多的是部分傳染、危急、死亡率較高的瘟疫病。倘若婦人妊娠而見出現藍舌，則必定胎死其母腹當中。下利傷陰、熱入血分之危重證候，亦可出現藍舌。另外，還有癲癇病患者，或素有胃痛之人，有時也可見出現藍舌，此乃由於瘀血內停，肝氣不舒的緣故罷了。

辨察藍舌時，應分苔之有無。若見舌色藍而舌面尚能生苔的，或黃或白的，屬心、肝、肺、脾、胃陽火所攻，熱傷氣分，以致經不造血之故，臟腑雖傷未甚，猶可施治；若見藍舌而無苔，無論是屬何證，皆屬氣血極虧，病屬難治。由此可見，藍舌有苔要比藍舌無苔預後要好。有

苔提示胃氣尚存，無苔提示胃氣已亡。

(三)舌 形

舌形是指舌體的形狀。觀望舌形是指觀察舌體形狀的異常變化以診察疾病的一種方法。異常舌形包括舌的蒼老、嬌嫩、腫脹、胖大、瘦薄、裂紋、齒痕、光滑、點刺、瘀點及瘀斑等。觀察舌形的異常改變，對於辨別臟腑氣血的盛衰，疾病的寒熱虛實，都有著非常重要的意義。故曹炳章在其《辨舌指南》一書中稱：「辨舌知腑病，當先視其舌形。」

1. 蒼老舌

舌質紋理粗糙，其外形堅斂蒼老（肌肉緊張度正常或較高），舌色偏暗紅的，稱為蒼老舌（圖2-8）。多因邪氣亢盛，正氣亦不衰，故其質堅而色蒼。無論舌色、苔色如何，舌質蒼老的，皆屬於實證。常見於急性病的極期階段。

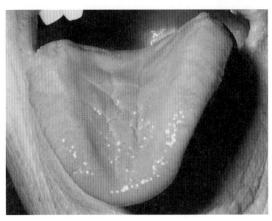

圖2-8

西醫學認為，蒼老舌的形成與副交感神經的張力減低和交感神經的張力亢進有關，該舌質唾液漿液性分泌減少，黏液分泌取而代之。

2. 嬌嫩舌

舌質紋理細膩，其外形浮胖嬌嫩（肌肉鬆弛，甚至晶瑩透明），舌色偏於淺淡的，稱為嬌嫩舌（圖2-9）。多由氣血虧虛，不充形體，或陽虛生寒，水濕不化，以致舌體浮胖嬌嫩。故嬌嫩舌一般主虛寒證，常見於慢性病的後期。

舌質老嫩是舌色和舌形的綜合性表現。若見舌色深而晦暗，舌上起刺或裂紋，或舌質紋理粗糙，或舌質乾燥皺縮等，皆屬於舌質老的具體表現；若見舌色淡白無華或嬌豔無比，舌胖大而濕潤，舌黏膜紋理細膩的，則屬於舌質嬌嫩的具體表現。《辨舌指南》指出：「凡舌質堅斂而蒼老，不論苔色白黃灰黑，病多屬實，舌質浮胖嬌嫩，不拘苔色灰黑黃白，病多屬虛。」亦即舌質堅斂而蒼老的，多見於實證；舌質浮胖而嬌嫩的，多見於虛證。

3. 腫脹舌

舌體較正常舌增厚腫大，盈口滿嘴，甚至舌伸出於口外，不能回縮閉口的，稱為腫脹舌（圖2-10）。

（1）心脾積熱，致使血氣上壅，以致舌體發生腫脹。多見舌色鮮紅而腫脹。

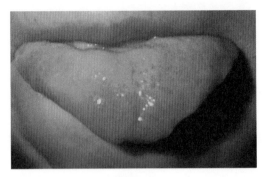

圖 2-9

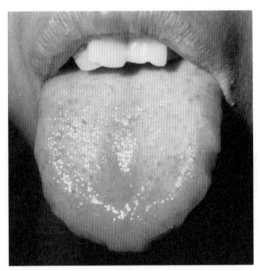

圖 2-10

（2）素善飲酒，又病溫熱，邪熱入血，夾酒毒上沖，以致出現舌腫。多見舌紫而腫脹，甚至伴見出現疼痛感。

（3）中毒而致血液凝滯，可見舌腫脹而青紫晦暗，兼見口唇青紫腫大的。

在西醫學中，腫脹舌常見於甲狀腺功能減退或腦垂體前葉功能亢進症所引起的肢端肥大症，以及感染發熱性疾病、傳染性疾病、舌炎、舌癌、舌血管病、乙醇中毒、食物或藥物中毒等。若見舌體充血腫脹，舌質為藍紅色的，則為肝硬化的特異性表現之一。

另外，還見一種因先天舌部血絡鬱閉，以致舌紫而腫脹的，如舌血管瘤等病，不過臨床上較為少見。此外，還見一種舌腫滿口，木硬而不能轉動的，稱為木舌，多因心火亢盛的緣故。

4. 胖大舌

舌體較正常舌寬大，伸舌滿口的，稱為胖大舌（圖2-11）。多因痰飲水濕阻滯，上泛瀦留於舌體，以致舌體胖大的緣故。故舌體胖大與體內水濕過盛有關。若見舌體淡白胖嫩，苔白滑，則多屬脾腎陽虛，氣不化津，水濕上泛所致。多見於貧血、慢性腎炎患者；若見舌體淡紅胖大，苔黃膩的，多因脾胃濕熱，與痰濁相搏，以致濕濁痰飲上溢的緣故。多見於慢性消化系統和呼吸系統疾病。

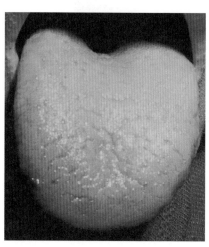

圖 2-11

西醫學認爲，舌體胖大主要與血淋巴液回流障礙，血漿蛋白減少，組織水腫或結締組織增生等有關。因舌體胖大後而易受到齒緣壓迫，故胖大舌常伴見舌邊齒痕，又稱爲齒痕舌。其臨床意義與胖大舌基本保持一致。胖大舌還可見於貧血、黏液性水腫、低蛋白血症、營養不良、甲狀腺功能減退症、基礎代謝降低等病症。

5. 瘦薄舌

舌體較正常舌窄而扁平的，稱爲瘦薄舌（圖2-12）。是由於氣血陰液不足，不能滋養舌體所致。若見舌體瘦薄，舌質淡白而嫩的，多屬心脾兩虛，氣血不足的緣故。常見於慢性貧血的患者；若見舌體瘦薄，舌質紅絳而乾燥的，多屬陰虛火旺，津液耗傷的緣故。常見於溫熱病後期或慢性消耗性疾病；若見舌體瘦薄，舌質晦暗而乾枯的，多屬腎陰已涸，內熱消爍。常見於重症患者。所以，瘦薄舌主病不外乎氣血兩虧，陰津不足。

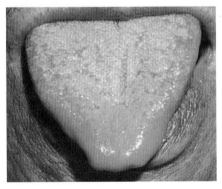

圖2-12

> 西醫學認爲，營養不良，舌肌及舌上皮萎縮，爲舌體瘦薄的主要原因，故瘦薄舌多見於慢性消耗性疾病，如嚴重的肺結核以及晚期癌瘤等，常伴見全身瘦削。

6. 裂紋舌

舌面上見出現明顯的裂溝，深淺不一，形狀各異，多少不等的，稱爲裂紋舌（圖 2-13）。其裂溝可呈橫形、豎形、「人」字形、「川」字形、「井」字形、「爻」字形等，嚴重者可見如卵石狀、輻射狀、腦回狀，或如刀割、剪碎樣。

裂紋可見於全舌，但以前半部及舌尖兩側最爲多見。由於陰虧血損，舌體失養，以致造成舌面乳頭萎縮或組織皸裂而形成裂溝。若見舌色紅絳而有裂紋的，多屬熱盛傷津，陰津耗損的緣故；若見舌色淡白而有裂紋的，多屬氣血不足的緣故；若見舌淡白胖嫩，邊有齒痕兼見裂紋的，則爲脾虛濕浸的緣故。另外，裂紋舌是指舌質之裂紋，也指舌苔之裂紋。在臨床辨證時，應從苔的乾潤來分辨，若因乾燥而裂的，常爲外感疾病熱灼津傷，燥熱嚴重之故。若見苔上有津而裂開的，則多屬氣虛之故。

> 西醫學認爲，舌有裂紋，多屬慢性舌炎，或與疾病對身體消耗、維生素 B 族缺乏等因素有關。還常見於高熱、脫水、營養不良等。若屬先天發育缺陷，與遺傳有關的，多見於嬰幼兒，一般無須治療。

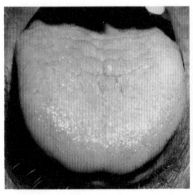
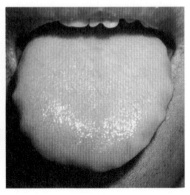

圖 2-13　　　　　　　圖 2-14

7. 齒痕舌

舌體邊緣有牙齒壓印的痕跡，如荷葉邊狀的，稱為齒痕舌或齒印舌（圖 2-14）。是由脾虛不能運化水濕，寒濕內盛，以致舌體胖大，受牙齒擠壓所造成的，故齒痕舌常與胖大舌並見。若見舌色淡白而濕潤，舌體胖大而有齒痕的，多屬脾陽虛損，寒濕內盛的緣故；若見舌色淡紅，舌體瘦薄而有齒痕的，多屬脾氣虛弱，氣血不足的緣故；若見舌紅苔膩而有齒痕的，則為濕熱痰濁壅滯所引起；若見舌淡紅而嫩，舌體不大而邊有輕微齒痕的，可為先天性齒痕舌。病中見出現齒痕舌，提示病情較輕，或為小兒，或為氣血不足者。

　　　　西醫學認為，齒痕舌的形成與紅細胞壓積增高有明顯的關係。臨床上常見於水腫、貧血、慢性腎炎、維生素 B 群缺乏、糖尿病、甲狀腺疾患、舌肌張力減弱等病症。

8. 點刺舌

是指鼓起於舌面的紅色、白色或黑色星點。是由於蕈狀乳頭體積增大，數目增多，乳頭內充血水腫所引起。大的稱作「星」，小的稱作「點」。其色紅的，稱為紅星舌（圖 2-15）或「紅點舌」（圖 2-16）；類似於草莓狀的，稱為草莓舌（圖 2-17）；色白的稱為白星舌（圖 2-18）或

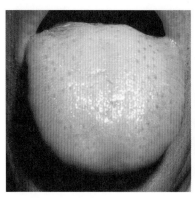

圖 2-15

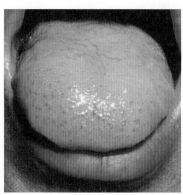

圖 2-16

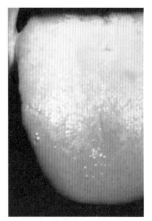

圖 2-17

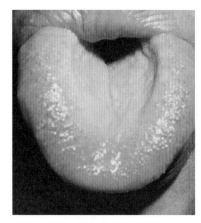

圖 2-18

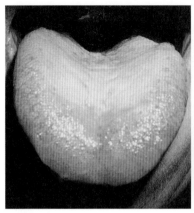 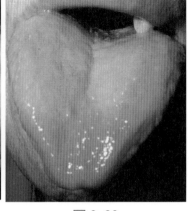

圖 2-19　　　　　　　　　圖 2-20

白點舌（圖 2-19）。白星舌是由於蕈狀乳頭肥大而發生水腫變性所引起，極像珍珠樣，白色透明散在於舌中根部，可與紅絳舌同時並見，提示熱極傷陰或營養不良。星點舌常見於感染性、發熱性疾病的極期，燒、燙傷，慢性消耗性營養不良等。

　　舌上的刺是指舌面上的軟刺及其顆粒，其形如同芒刺，摸之棘手，故稱為「芒刺舌」。芒刺舌常見於高熱、猩紅熱、重症肺炎等患者。

　　　　西醫學認為，點刺舌可見於各種發熱、感染性疾病或大面積燒傷的患者。

9. 光滑舌

　　舌面光滑無苔，潔如鏡面的，稱為光滑舌，又稱作鏡面舌、光瑩舌（圖 2-20）。主要是由於胃陰枯竭，無法上

潮或胃氣大傷，不得上熏於舌而引起的。若見舌淡白而光滑，提示脾胃損傷，氣血兩虧；若見舌紅絳而光滑，提示水涸火炎，胃腎陰液枯竭。舌面光潔而無苔，毫無生發之氣的，不論出現何種舌色，皆屬胃氣將絕之危候。

> 　　西醫學認為，光滑舌常見於慢性消耗性疾病或溫熱病的後期、惡性貧血、B群維生素缺乏、癌瘤晚期等病症。

10. 瘀點（斑）舌

　　舌面上見出現大小不等、形狀不一的青紫色或紫黑斑點，並不凸出於舌面的，稱為瘀點舌（圖2-21）或瘀斑舌（圖2-22）。瘀點舌或瘀斑舌這一名詞在目前的中醫學文獻中尚未見及，一般都放在青紫舌中作論述，但嚴格來說，舌生瘀斑較青紫舌更為深黯，略帶黑色。因此，有必

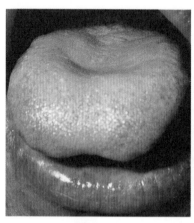

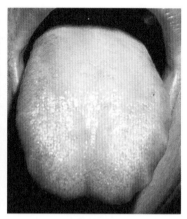

圖2-21　　　　　　　　　　圖2-22

要專門闡述。

　　舌見瘀點、瘀斑，對於外感熱病來說，提示熱入營血，氣血壅滯，或將要發斑之故；對於內傷雜病來說，則多屬血瘀之徵。形成瘀血的原因，有出血而致瘀停，有氣滯而成血瘀，也有因舌本身出血，久之出現瘀斑的，部分患者也可由先天生來就有該斑的。臨床上常根據瘀斑出現於舌體的不同部位，來辨別瘀血停留的相應部位，如舌尖瘀斑，屬心痺瘀阻，舌兩邊瘀斑，屬肝膽瘀阻等。瘀點舌、瘀斑舌的治療原則是活血化瘀，如兼有氣滯的，宜理氣活血；兼氣虛的，宜補氣活血。

(四) 舌態主病

　　舌態，亦即舌體運動時的狀態表現。舌體活動靈捷，伸縮自如，屬正常舌態，提示氣血充足，經脈通調，臟腑功能旺盛。常見的病理性舌態可有舌體痿軟、強硬、喎斜、顫動、吐弄與短縮等。

1. 痿軟舌

　　舌肌萎縮，舌體軟弱，屈伸無力，不能隨意伸縮回旋的，稱為痿軟舌，又稱作舌萎（圖 2-23）。大多是由於氣血虛極，陰液虧損，舌肌筋脈失其所養而致。若見舌痿軟而淡白無華的，多為慢性久病，氣血虛衰的緣故；若見舌痿軟色紅而乾

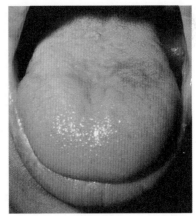

圖 2-23

的，則多屬外感病的後期，熱極傷陰，或內傷雜病，陰虛火旺；若見舌痿軟而紅絳少苔或無苔的，多為肝腎陰虧所致。

> 西醫學認為，痿軟舌常見於唾夜分泌減少、神經系統疾患、舌肌無力等病症。

2. 強硬舌

舌失柔和，板硬僵直，屈伸不利，或不能自如轉動，稱為強硬舌，又稱作舌強（圖2-24）。由於舌具有調節發音的功能，故舌體強硬時，必伴有語言謇澀不清。其成因有二：一為外感病，多屬熱入心包，擾亂心神，舌失主宰而失其靈活；或因高熱傷陰，筋脈失養，或因熱毒攻沖，舌體腫大，致使舌體失其柔和而強硬。二為內傷病，多屬痰濁內阻，蒙蔽心竅，或是肝風夾痰，上阻舌絡所致。常

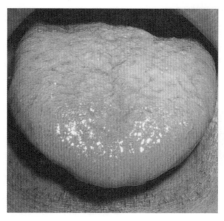

圖2-24

為中風之徵兆。若見舌體強硬而色紅絳少津的，多見於熱邪亢盛；若是舌體強硬而舌苔厚膩的，多見於風痰阻絡；若是舌體強硬而肢體麻木、眩暈的，多為中風之先兆，常伴語言不清、半身不遂的，則為中風後遺症。

> 　　西醫學認為，舌強硬多見於神經系統嚴重損害，如顱腦感染、腦中風、嚴重腦部受傷、肝昏迷等。

3. 喎斜舌

伸舌時舌體偏向一側，或左或右，稱為喎斜舌（圖2-25）。一般舌的前半部喎斜較為明顯。大多是由於肝風內動，夾痰夾瘀，痰瘀阻滯一側經絡，受阻側舌肌弛緩，收縮無力，而健側舌肌則如常，故伸舌時向健側喎斜。故喎斜舌主中風或中風之先兆，偏左者病在右，偏右者病在左。

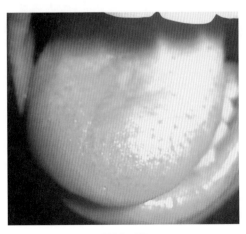

圖 2-25

西醫學認爲，喎斜舌常見於腦中風、舌下神經損傷、面神經炎等病症。舌伸出時偏向一側，是舌下神經受損的重要特徵性表現。

4. 顫動舌

舌體震顫抖動，不能自主，稱為顫動舌，又稱作舌戰。較輕的，僅伸舌時顫動；嚴重的，不伸舌時亦見抖顫難寧。動則屬風，故顫動舌主動風，大多是由於熱盛、陽亢、陰虧、血虛等致使燔灼肝筋，或肝筋失養，舌脈攣急所致。新病舌徐徐扇動而舌絳紫的，多屬熱極生風的緣故；久病舌蠕蠕微動而舌淡白的，多屬血虛動風的緣故；若見舌顫動而色紅少津的，多屬肝陽化風的緣故；若見舌顫動而色紅少苔的，多屬陰虛動風的緣故；酒毒內蘊者，亦可見舌體顫動不已。

西醫學認爲，顫動舌常見於腦中風、感染性疾病的高熱期、甲狀腺功能亢進症、動脈硬化、帕金森氏症等。

5. 吐弄舌

舌體伸長，吐露於口外，弛緩不能立即回縮的，稱為吐舌；舌體頻頻伸出於口外，但又立即縮回，或舌舐口唇四周，振動不寧，時時不已的，稱為弄舌。其前者伸出時間較長而慢慢收回，後者稍微伸出則又立即收回。皆是由於心脾有熱，熱灼津傷，肝筋失養，引動肝風，舌脈動搖不寧所致。吐舌者，多見於疫毒攻心，或正氣已絕者，則往往伴全

舌色紫；弄舌者，多為動風先兆，或幼兒智能發育不良。

6. 短縮舌

舌體捲短緊縮，不能伸出於口外，甚至不能抵齒的，稱為短縮舌（圖2-26）。常伴見舌體痿軟。是為熱極，邪陷三陰，風邪夾痰，梗阻舌根的具體表現。無論因虛、因實，皆是屬於危重徵兆。若見舌短縮而色青紫濕潤的，大多是由於寒凝經脈，舌脈攣縮所致；若見舌短縮而色淡白無華的，大多是由於氣血虛衰，血虛而舌失所養，氣衰而舌失其用，以致舌縮不伸；若見舌短縮而色紅絳且乾的，大多是屬熱盛傷津，筋脈拘急所致；若見舌短縮胖大而苔膩的，大多是屬於風痰阻絡，經氣阻滯所致。

還見一種先天性舌繫帶過短，亦影響舌體伸出，稱為絆舌，臨床無辨證意義。

西醫學認爲，短縮舌常見於急性心肌梗塞的休克期、肝性腦病、B型腦炎深度昏迷的患者。

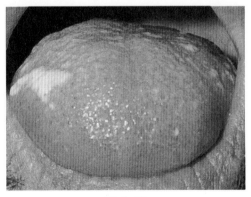

圖 2-26

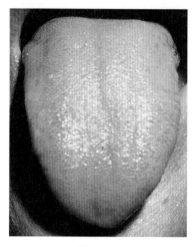

圖 2-27

（五）舌的其他病變

舌的其他病變有舌疔、舌瘡、舌癰、舌菌、重舌及舌衄等。

1. 舌 疔

舌體出現豆粒狀或櫻桃狀紅色或紫紅色的疱，且質地堅硬而疼痛的，稱為舌疔。多由心脾火毒上攻所致。

2. 舌 瘡

舌體表面潰破，出現一個或多個細小瘡瘍的，不論疼痛與否，皆稱為舌瘡（圖 2-27）。若是由心經火毒上攻而成的，瘡多凸出於舌面而疼痛；若是由下焦陰虛，虛火上浮而成的，則瘡多凹陷不起且不痛。

3. 舌 癰

舌體生癰，色紅高起腫大，往往延及頦紅腫硬痛的，稱為舌癰。大多是由於熱毒熾盛，攻血腐肉而成。舌上生癰，舌紅少苔的，多屬心火上炎；舌下生癰，舌紅或絳的，多屬脾腎積熱的緣故。

4. 舌 菌

舌生惡肉，頭大蒂小，潰爛惡臭無比的，稱為舌菌。多是由於心脾積火，上灼於舌所引起的。

5. 重 舌

舌下皺襞腫起，似又生出一小舌的，稱為重舌。大多

是由心經熱毒外發，或外邪引動心火，以致舌下血絡壅滯腫起，故重舌主心脾鬱火，或時邪引動內熱。

6. 舌衄

舌體見出現點狀或線狀出血，稱為舌衄。大多是由心經熱極，迫血妄行所造成的。亦有因肺熱、胃熱、肝火或脾虛不能統血所造成。其主病不外乎心火、肝火、胃熱、陰虛陽浮和脾虛。

大凡出血如同泉湧，或如線，或紅尖舌出血，舌鮮紅或腫脹的，多是由於心火旺極，或心經熱毒壅盛，或熱傷心包，以致血熱妄行上溢。

胃熱舌衄，舌乾黃而便秘；肝火上沖，多見舌上出血，舌邊紅絳，舌腫木硬而兼見出現眩暈、脅痛。若為脾虛、氣虛失於統攝而出血的，則多見舌衄而舌質淡白胖嫩。陰虛陽浮者，多見出現嫩紅光瑩舌或淡白夾紅舌。此外，還應注意辨別抓傷或咬破出血所致的。

二、舌苔反映的疾病

舌苔是指散布在舌面上的一層苔狀物。正常人的舌苔一般色白而均勻，乾濕適中，舌面的中部與根部稍微厚胖，其餘部位則較為薄削，是由於脾胃之氣上薰凝集而成。是消化功能強弱，胃氣盛衰的重要標誌。

病理變化的舌苔，因有胃氣強弱與病邪性質的不同，或夾有飲食積滯之濁氣，或係邪氣上升而致，故其表現各不相同。

望舌苔主要是觀察苔質與苔色兩個方面的具體變化，以了解疾病的性質、病位的深淺和邪正消長的情況。

　　無論舌苔如何發生變化，無不外乎苔質、苔色這兩個方面變化的排列組合。

（一）苔質生病

　　苔質，是指舌苔質地、形態。望苔質主要是觀察舌苔的厚薄、潤燥、腐膩、剝落、偏全、真假等性狀的變化。

1. 厚薄苔

　　透過舌苔能隱隱見到舌體的，稱為見底，屬薄苔（圖2-28）；不能透過舌苔見到舌體的，稱為不見底，屬厚苔（圖2-29）。苔的厚薄是以見底和不見底為標準的。

　　正常的苔垢分布於舌面，一般是薄而勻稱的，或者在舌的中部與根部稍厚些，這是由於中、根部內應於胃腸，故該處略厚些，此即胃中有火，上承舌部之故。相反，如果中、根部無苔或者極少，則是「胃陽不能上蒸，腎陰不能上濡」的具體表現。若見中、根部的苔特別厚，常常是

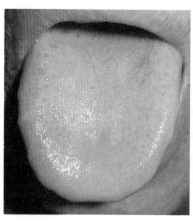

圖 2-28

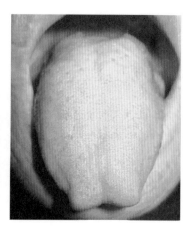

圖 2-29

胃腸內有濕濁積滯的病理性反應。

　　臨床上觀察舌苔的厚薄，有助於了解邪氣的淺深與邪正的盛衰。

　　就一般來說，疾病初起病邪在表，病情較輕的，舌苔多薄；而病邪傳裡，或內有飲食痰濕積聚的，則多見厚苔。薄苔屬正常的舌苔，說明胃有生發之氣。

　　在疾病當中，若見外感疾病主病邪在表，提示其病初起，病情尚淺，若為內傷疾病，提示病情較輕，胃氣未傷。厚苔主外邪入裡，或內有宿食痰濁停滯，表示胃氣夾濕濁、痰濁、食濁、熱邪等薰蒸積滯舌面所致，說明裡滯已深，病情較重。

2. 潤燥苔

　　舌苔潤澤有津，乾濕適中，不滑不燥的，是屬潤苔（圖 2-30）；舌面水分過多，伸舌欲滴，捫之濕滑，是屬滑苔（圖 2-31）；舌苔乾燥，捫之無津，甚則舌苔乾裂

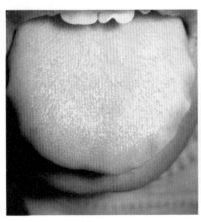

圖 2-30

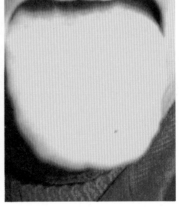

圖 2-31

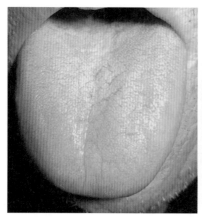
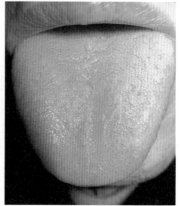

圖 2-32   圖 2-33

的,是屬燥苔(圖 2-32);苔質粗糙,望之枯涸,捫之礙手的,是屬糙苔(圖 2-33)。

臨床上觀察潤燥,主要是了解體內津液的盛虧和輸布情況。潤苔屬正常舌苔,是胃津腎液上承,布露於舌面的具體表現。若病中見到潤苔,說明體內津液未傷,如風寒表證、濕證初起、食滯、瘀血等。

滑苔是水濕之邪內聚的具體表現,主痰飲,主水濕。如寒濕內侵,或脾陽不振,不能運化水液,寒濕、痰飲內生,隨其經脈上溢於舌,便出現水濕過剩的滑苔。

燥苔,一是體內津液已傷的具體表現,如高熱、大汗、吐瀉之後,或過服溫燥藥物,導致津液不足,舌苔失於滋潤而乾燥。二是津液輸布障礙的具體表現,如痰飲、瘀血內阻,陽氣為陰邪所遏,不能蒸騰津液濡潤舌苔而見燥苔。

糙苔常由燥苔進一步發展而成,同時舌體往往也是偏

乾的，此屬熱盛傷津之徵兆；舌苔由燥轉潤，是熱退津復或飲邪始化，病情好轉之徵象；舌苔由潤而變燥，表明熱重津傷，或津失輸布，或邪從火化。

但當濕邪傳裡，陰邪遏陽，氣不化津時，可見苔反乾燥，熱邪傳入血分，蒸動陰液，或雖病熱但夾有痰濕的，可見苔反而潤的表現，臨床上需結合其他症狀來加以辨別。

3. 腐膩苔

苔質致密，顆粒細小，融合成片，如塗有油膩一樣，中間厚而周邊薄，緊貼於舌面，揩之不去，刮之不脫的，屬膩苔（圖 2-34）；苔質疏鬆，顆粒粗壯，根底鬆浮，其形如同豆腐渣堆鋪舌面，周邊與中間皆增厚，揩之易去的，屬腐苔（圖 2-35）。

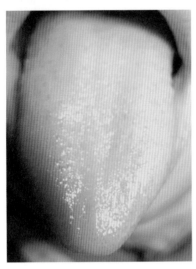

圖 2-34

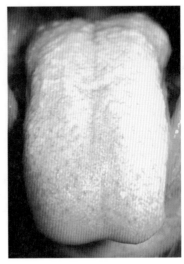

圖 2-35

　　膩苔多屬濕濁內盛，痰飲停聚，陽氣被遏所致。主濕濁、痰飲、食積、薄膩，或膩而不板滯的，屬食積或脾虛濕困，阻滯氣機；黏膩而厚，口中發甜的，屬脾胃濕熱，邪聚上泛；白膩而滑的，屬痰濁、寒濕內阻，陽氣被遏，氣機阻滯；黃膩而厚的，屬痰熱、濕熱、暑濕等邪內蘊，腑氣不暢。

　　概括而言，白膩屬寒濕，黃膩屬濕熱。腐苔大多是由陽氣熱有餘，蒸騰胃中穢濁之氣上泛，聚積於舌面而成，常見於食積腸胃，痰濁內蘊兼腸胃有熱的病症。臨床上多見於危重患者或疾病後期的患者，屬預後不良的表現。

　　若見膿腐苔出現，提示內癰或邪毒內結，為邪盛病重的具體表現；若見病中腐苔漸退，又續生薄白新苔的，屬正氣勝邪，病邪消散之徵兆；若見腐苔脫落，不能續生新苔的，屬病久胃氣衰敗，是屬無根苔。

　　臨床上還可見出現霉腐苔的，常表現為舌上出現白色的腐點或波及整個舌面，嚴重者可蔓延至整個口腔，揩之即去，旋又復生（圖2-36）。

　　一般來講，霉腐苔並非是真正的舌苔，而是因為體內正氣不足，亦即機體免疫功能低下，口腔內的真菌大量繁殖所引起的。

　　該類舌苔一般見於久病、重病或機體免疫功能低下的人，比如老人、幼兒、放化療患者；也可因抗生素、腎上腺皮質激素使用不當，以致機體或口腔內菌群紊亂，使真菌大量繁殖並迅速蔓延開來。

4. 剝落苔

　　舌面上原本就有舌苔，在患病過程中舌苔全部或部分

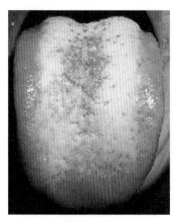
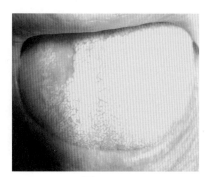

圖 2-36   圖 2-37

脫落，脫落處光滑無苔而可見舌質的，稱為剝落苔（圖
2-37）。舌前半部苔剝落的，稱為前剝苔；舌中部苔剝落
的，稱為中剝；舌根部苔剝落的，稱為根剝苔，舌苔多
處剝落，舌面僅斑駁殘存少量舌苔的，稱為花剝苔；舌苔
周圍剝落，僅留中心一小塊的，稱為雞心苔；舌苔全部剝
落，舌面光潔如鏡的，稱為鏡面舌；舌苔剝落形狀不規
則，似地圖，邊緣突出，界限清晰，剝落部位時有轉移
的，稱為地圖舌；舌苔剝落處，舌面不很光滑，仍見新生
苔質顆粒，或可見出現舌乳頭的，稱為類剝苔。

　　觀察舌苔的剝落變化，不僅能測知胃氣、胃陰的存
亡，亦能反映邪正盛衰，判斷疾病的預後。舌苔從全至
剝，是胃的氣陰不足，正氣漸衰的表現；舌苔剝落之後，
復生薄白之苔的，屬邪去正勝，胃氣漸復之吉兆。

　　辨舌苔的剝落還應與先天性剝苔加以區別。先天性剝
苔是生來就有的剝苔，其部位常在舌面中央「人」狀溝之

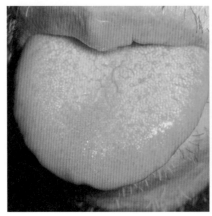 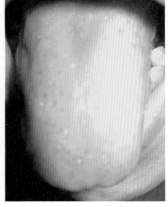

圖 2-38　　　　　　　　　圖 2-39

前，呈菱形，多因先天發育不良所引起。

5. 偏全苔

舌苔遍布舌面的，稱為全苔（圖 2-38）；舌苔僅布於舌的前、後、左、右某一局部的，稱為偏苔（圖 2-39）。

舌苔的偏全，是指舌苔在舌體上的分布而言，觀察舌苔分布的偏全情況，可診察病變之所在。

若見全苔，提示邪氣散漫，多屬濕痰阻滯；若見舌苔偏於某處，提示邪氣侷限，多屬舌所分候的臟腑有邪氣停聚。若見舌苔偏於舌尖部，屬邪氣入裡未深，而胃氣卻已先傷；舌苔偏於舌根部的，屬裡邪雖退，而胃中積滯依然存在；舌苔僅見於舌中的，屬痰飲、食濁停滯中焦之故；舌苔偏於左或右的，可能是由於肝膽濕熱之類的疾患，或邪在半表半裡的緣故。

正常舌苔薄而均勻，中根部稍厚。若見中根部少苔的，是屬胃陽不能上蒸，腎陰不能上濡，陰精氣血皆傷。

若見舌中根部有苔，為素有痰飲，或胃腸積滯的緣故。

　　偏苔與剝苔的鑒別：偏苔為舌苔分布上的病理表現，並非剝苔之本來有苔而剝落，以致舌苔顯示偏於某處。若因一側牙齒脫落，摩擦減少而使該側舌苔較厚的，亦與病理性偏苔有所區別。

6. 眞假苔

　　舌苔緊貼於舌面，刮之難去，像從舌體長出，刮後留有苔跡，不露舌質的，稱為真苔，又稱作有根苔；舌苔不緊貼舌面，刮之即去，不像舌所自生而似浮塗於舌面，刮後無垢而舌質光潔的，稱為假苔，又稱作無根苔。

　　判斷舌苔之真假，以有根、無根為標準。真苔，由於脾胃生氣薰蒸食濁等邪氣上聚於舌面而成，苔有根蒂，故舌苔與舌體不可分離；假苔，由於胃氣匱乏，不能續生新苔，而已生之舊苔逐漸脫落舌體，浮於舌面，故苔無根蒂，刮後無垢。對辨別苔之有根或無根，如直接觀察有疑問時，可用刮苔的方法來加以區別。如苔很難刮去，或能刮去而仍留垢跡，如糨糊一層，不能顯露舌質的，是屬有根苔；若苔刮脫極易，刮去後舌面光滑潔淨，全無苔垢的，是屬無根苔。

　　辨明舌苔之真假，可判斷疾病的輕重與預後好壞。凡病之切、中期出現假苔，屬表分濁氣所聚，主病淺而輕；出現真苔且厚的，屬胃氣壅實有所閉藏，主病深而危重。病之後期出現假苔，屬胃無生氣之逆證；若見出現真苔，提示胃氣尚存，雖屬久病，預後亦佳。新病出現假苔，提示邪濁漸聚，病情較輕；久病出現假苔，提示胃氣匱乏，不能上潮，病情危重。

　　若見舌面上浮一層厚苔，望之無根，刮後卻見已生出一層新苔的，是其病向癒之善候。

　　觀察假苔應注意：

　　其一清晨舌苔滿布，飲食後苔即退去，雖屬假苔，並非無根，此屬無病之苔。若退後苔少或無苔，則屬裡虛。

　　其二有苔有色，刮之則去，恙屬輕淺；若揩之即去，則病更輕。

　　其三若見厚苔一片而無根，其下不能續生新苔，是屬原有胃氣，其後胃氣虛乏，不能上潮於舌。多由過服涼藥傷陽，或過服熱藥傷陰之故。

（二）苔色主病

1. 白　苔

　　舌面上附著的苔垢呈白色的，稱為白苔（圖2-40）。白苔有厚薄之分，透過舌苔可見及舌體的，稱為薄白苔（圖2-41）；不能透過舌苔見及舌體的，稱為厚白苔（圖

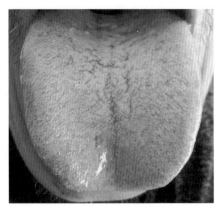

圖 2-40

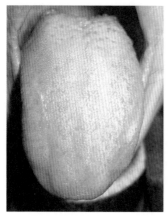

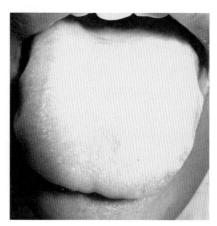

圖 2-41　　　　　　　圖 2-42

2-42）。

　　白苔屬最為常見的苔色。正常的白苔，在舌中央與根部，薄白而乾濕適中。得病時，白苔一般提示表證、寒證。多見於外感風寒、風濕等病位在表之證以及陽虛內寒之證。

　　當感受外邪，病尚在表而未傳裡時，舌苔往往不起明顯的變化，而仍見薄白苔。故臨證時，薄白苔可作為病邪在表而未傳裡的佐證。

　　白苔一般雖主表、寒，但因所兼的苔質和舌色不同，而有寒、熱、虛、實之分。

　　苔薄白、色淡紅的，屬正常舌苔；若兼見惡風或惡寒等外感症狀的，則屬外感風寒的表寒證。苔薄白而濕潤，水津較多的，屬表邪外束，痰飲內停之故。苔雖薄白而濕潤，但舌色淡白，並伴神倦肢冷等症的，屬陽虛內寒的虛寒證。苔薄白而潤滑，且特別濕潤的，屬外感寒濕，或脾

腎陽虛，寒濕內停，水濕上泛之故。苔薄白而久潤，舌邊尖紅，多屬風熱表證。苔薄白而乾燥，色淡紅，且仍有嚴寒發熱症狀的，屬表邪未解，肺臟津傷，或為燥邪犯表之故；若見舌尖發紅，則為風熱傷津，或心肺之火正旺。苔薄白而舌色淡紫，屬陽虛內寒，氣血凝滯之徵。

　　苔白厚而滑或膩，屬濕濁痰飲內停，或寒濕停滯，或為傷食而胃腸積滯，係痰濕食濁之氣上泛之故。苔白厚而乾燥，若見於內傷雜病，多屬胃有宿食停滯，腐濁之氣上泛而生或胃燥氣傷；若見於濕熱病，則屬濕熱之邪由表入裡，裡蘊濕熱之兆。白苔的厚與薄，可辨風寒邪氣之輕與重；白苔的乾與濕，可辨津液的傷與未傷。

　　苔白厚如積粉，滿布全舌，捫之不燥（積粉苔），屬瘟疫或內癰等病，係穢濁濕邪與熱毒相結而致。苔白而糙裂如同砂石，捫之粗糙（糙裂苔），屬燥熱傷津，陰液虧損。其形成是由於溫熱邪氣過盛，化燥入裡迅速，苔色來不及轉黃，津液已經大傷。

　　這種特殊的白苔提示：白苔還可主熱證。因此，不可教條地侷限於白苔主表、主寒的模式之上。

　　　　目前，在臨床上所見苔色白的病種，一般為急性傳染病的早期階段，如傷寒、流行性感冒、肺炎以及其他熱性傳染病的早期；全身性器官系統中，以消化系統疾患所見白苔最多，其次為循環、泌尿、生殖、呼吸、造血與內分泌系統的疾病。

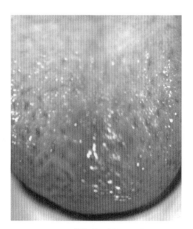

圖 2-43

2. 黃　苔

舌面上附著的苔垢呈黃色改變的，稱為黃苔（圖 2-43）。根據苔黃的程度，有淡黃、深黃和焦黃苔的不同，黃苔還有厚薄、潤燥、腐膩等苔質方面的變化。黃苔多布於舌中，亦可布滿全舌。

黃苔一般提示病已入裡，邪已化熱，屬胃氣夾熱邪薰灼於舌的緣故，多見於臟腑裡熱，或溫病氣分有熱之徵兆。一般苔色愈黃，反映熱邪愈重。淡黃屬熱輕，深黃屬熱重，焦黃屬熱極。由於黃苔主裡、主熱，故常與紅絳舌並見。

苔薄黃而潤，屬外邪入裡，氣分初熱，邪熱不甚，尚未傷津。苔薄黃略乾，雖其邪熱不甚，但津液已傷。苔黃厚而潤，屬內蘊濕熱。苔黃厚而乾，屬邪熱熾盛，津液大傷。舌苔老黃而燥裂，恰似「鍋巴」狀的，屬邪熱極盛傷津，熱邪與腸中燥屎等有形之邪相搏結的裡實熱證。

　　苔黃厚而膩，如塗雞蛋黃似的，屬濕熱蘊結，或痰濕內停而化熱，或食積熱腐，熱邪與痰飲濕濁互結，濕熱薰蒸於上所引起。若見舌淡胖嫩且苔黃滑潤的，則應考慮陽虛水濕不化的可能。

> 　　西醫學認為，黃苔常見於各種炎症性感染，如肺炎、腦膜炎、胸膜炎、盆腔炎、闌尾炎等，以及胃癌、食管癌、肝癌等癌瘤。

3. 灰　苔

　　舌面上所附著的苔垢呈淺黑色改變的，稱為灰苔（圖2-44）。常由白苔晦暗轉化而來，或與黃苔同時並見。苔色漸黑即為灰；苔色深灰則為黑。

　　灰苔一般主裡證，常有寒熱之分。常見於裡熱證或寒濕證。苔灰而乾（多與黃苔兼見或由黃苔轉化而成），多為熱熾傷津，見於外感熱病；或為陰虛火旺，常見於內傷雜病。灰苔而黏膩的，主痰濕內阻，溫病兼夾痰濕證。苔灰而滑潤（多與白苔兼見或由白苔轉化而來），多為痰飲內停，或寒濕內阻。灰苔滑潤，兼吐利脈細，亦主陽虛有寒之陰證。邪熱傳裡，時疫、鬱積、蓄血等，均可見及灰苔。

　　灰苔與黃苔同時並見時，要進一步觀察舌面是何部位為黃苔，是何部位為灰苔，因為不同部位其主病不同。若舌尖灰而根黃的，屬熱轉厥陰；若舌中灰而邊黃的，屬臟腑本熱，毒疫復中脾胃所引起；若灰中叢生芒刺，則多屬實熱又誤服溫燥之品；若根灰中黃舌赤的，多屬胃腸燥熱所引起。

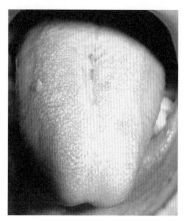
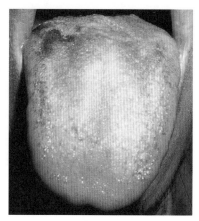

圖 2-44　　　　　　　　　　圖 2-45

　　另外，灰苔主病有寒、熱、淡濕的不同，臨床還需結合舌質、舌面潤燥及其他證候共同審察辨證而治。

> 　　西醫學認為，灰苔常見於疾病的嚴重階段，如化膿性炎症、白血病、敗血症等。

4. 黑　苔

　　舌面上附著的苔垢呈黑色改變的，稱為黑苔（圖2-45）。多是由於灰苔或焦黃苔發展而來。灰苔與黑苔只是顏色淺深的不同，苔灰主病較輕，苔黑主病較重。一般黑色愈深，病情就愈重。

　　黑苔的形成，其一是因裡熱熾盛，熱從火化，津液損傷，苔色由黃而轉黑，從而形成乾燥黑苔。多主裡實熱證。故苔焦黑乾燥，舌質乾裂起刺的，無論是屬外感內傷，皆為熱極津枯之證。舌尖黑苔而乾，舌根無苔的，屬

心火自焚。舌根黑苔而燥的，屬熱在下焦。舌中苔黑而燥，且兼見滿硬痛的，屬腸中有燥屎之故。舌中苔黑而燥，牙床唇口俱黑的，屬胃敗壞之徵。若見黑苔而堅斂焦刺的，屬陽亢陰竭，胃腎津液乾涸之兆。若見苔黑生刺，望雖乾燥，但卻渴不多飲，舌質淡白而嫩的，則屬假熱真寒之證。

其二是陽虛陰寒，舌質淡白，上有薄潤的黑苔，此黑色呈淡黑色，較熱極之黑色淡，舌上則嫩滑濕潤。

其三是因久病及腎，動乎根本，以致腎水本色上泛，舌苔黑而較為乾燥，但不如熱極之焦黑，舌體較瘦，且有一般腎虧裡證，而無發熱，是屬陰虛腎水不足之證。

無論是黑而乾燥苔還是黑而潤滑苔，皆屬裡證，主病多較危重。當然審察黑苔時，仍需與舌質的神、色、形、態及脈證合參，方能正確判斷所患疾病。

如病初起則發熱胸悶，全舌苔黑白滑潤，外無險惡之症的，大多是因胸膈素有伏痰的原因，病情並非十分嚴重。苔黑而無神，則屬凶險之兆。另外，亦有因食物污染、吸菸而致黑苔的，則在臨床上多無重要的意義。

三、舌脈反映的疾病

舌脈是指舌下絡脈、細絡而言，即舌系帶左右兩側的舌深靜脈（圖 2-46）。正常的舌下絡脈隱現於舌底，脈色淡紫，脈形柔軟，絕不粗脹，無彎曲緊束之狀，也無分支和瘀點。

望舌脈，是從舌腹面觀察舌下絡脈、細絡的變化，其中包括榮枯、色澤、形態等，以了解機體的盛衰，病邪的

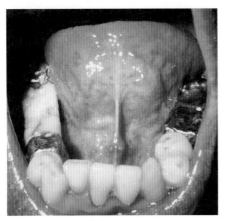

圖 2-46

性質，病位的深淺，病勢進退的一種診病方法。與傳統的從舌背觀察舌體、舌苔的舌診內容相輔相成。

　　首先，觀望舌脈應望其神，即榮活潤澤的，屬有神；枯夭晦滯的，屬無神。脈形柔軟，顏色鮮活，無粗脹瘀滯，無彎曲分支，舌體運動靈活的，屬有神，反之，則屬失神。若見舌脈蒼白失榮的，屬心脾兩虛，元陽虛憊之徵兆；紅而變細的，屬陰精耗損之象。

　　其次，望舌脈應望其色。正常情況下，舌脈的顏色呈淡紫色。若見舌脈色淡，依稀可見兩條淺藍色靜脈的，多屬血虛、陽虛或寒凝，致使血行不暢，不能上榮於舌的緣故，故主虛證或寒證；若見舌脈青紫或紫黑，常因氣血瘀滯，運行不暢所造成，故主寒凝血脈或血瘀；若見舌脈色赤或紫絳的，可因熱盛，氣血沸湧充盈絡脈或熱入營血所致，故主熱證。

　　望舌脈還應觀望其形，主要觀察其粗細、長度，有無

分支和瘀點等。正常舌脈的管徑不超過 2.7 毫米，長度不超過舌尖至舌下肉阜連線的 3/5，隱現於舌黏膜之內，顏色淡紫，無怒張、緊束、彎曲、增生，排列有序。絕大多數為單支，極少有雙支出現的。

支絡呈粉紅色網絡分布。若見舌脈充盈、隆起、飽滿、怒張，管徑增粗或彎曲，側支多或延長，支絡曲張或有出血點、瘀血點等，往往提示病理狀態。無不外乎氣滯血瘀，痰熱互結，寒凝血脈，血熱妄行等所引起的「瘀」象。其形成原因有氣滯、寒凝、熱鬱、痰濕、氣虛、陽虛等，需結合其他症狀作綜合分析。

根據臨床觀察，舌脈不像舌質、舌苔那樣易被外界因素干擾，而且對體內的病理性改變較為敏感，往往在舌質尚未發生明顯變化之前就已出現異常。因此，舌脈是分析氣血運行情況的重要依據。這對推斷諸如肺心病、冠心病、肝病、腫瘤等瘀血性疾病的發生、發展具有重要的診斷意義。

罹患高血壓的患者，其舌脈變化非常明顯，隨其年齡的增長，可見出現舌脈增粗、延長、擴張、側支較多以及色澤呈深紫色等變化益甚。肝硬化患者，其舌脈主絡怒張，當食管靜脈結紮後怒張即消失。但待 4～5 年後則靜脈又見怒張，反映了門靜脈高壓引起的側支循環狀況，慢性肝炎患者活動期，可見舌脈增粗，另加青紫舌、舌邊夾有瘀點、瘀斑，合稱為「慢性肝炎三聯徵」。舌脈異常還可作為糖尿病瘀血證早期辨證的關鍵指標。

觀望舌脈變化是候氣血津液盈虧瘀暢的敏感性指徵。以慢性肺源性心臟病（肺心病）、腫瘤、再生障礙性貧血

（再障）3 個病種為例加以說明。觀察中發現三者均發生舌脈變化，但各具舌脈的不同特點。

其肺心病的舌脈特點是：舌脈主絡飽滿，降起變粗，呈柱狀彎曲；支絡呈彌漫性曲張，出現廣泛性瘀點。

腫瘤的舌脈特點是：主絡呈粗枝狀隆起，支絡呈侷限性曲張，瘀點亦較為侷限。兩者舌脈雖各不相同，但舌脈顏色皆呈青紫或紫黑色，反映的皆是氣血瘀滯的病理實質。

再障的舌脈特點是：主絡、支絡均呈凹陷狀變短，色澤淺淡。反映的是氣血虧虛的病理性實質。這其中支絡的變化較主絡尤為明顯而迅速。

觀望舌脈的要點概括起來是：寒證舌脈色青緊束；熱證舌脈紫黑粗張；虛證舌脈淺淡而短；實證舌脈色深而長。

觀望舌脈對痰瘀同治具有臨床指導意義：津煎為痰，血滯為瘀。痰瘀均為津血的病理產物。在老年病及腫瘤的治療上，痰瘀同治是一條途徑，而觀望舌脈對於痰濕瘀阻，瘀血瘀積之證反映非常敏感，故觀望舌脈對正確使用痰瘀同治法將從診斷上開拓一條新途徑。觀望舌脈對於補法的應用提供診斷指徵。

由於臨床上氣虛、血虛、氣血兩虛及津虧血少等，往往現為絡脈空虛。虛證舌脈多凹而短，色澤短淺。提示根據不同病因，分別採取益氣生血，或養血以充絡，或養血兼益氣，或健脾補腎等補法。由於「虛久多瘀」，且有虛寒、虛熱之別，故當詳辨其別。

觀望舌脈對某些疾病的預後有一定的參考價值。對於

血瘀證中舌脈變化比舌面瘀點、瘀斑敏感而迅速。為此，觀望舌脈對防止出血性傾向等併發症具有指導性意義。

四、舌覺反映的疾病

舌覺包括舌的味覺和感覺，舌的味覺包括辣、甘、淡、酸、苦、鹹等，是由分布在舌面的味蕾和味覺神經所控制的。舌的感覺包括冷、熱、痛、癢等，是由分布於舌背黏膜的舌神經和舌根黏膜的舌咽神經所控制的。

察舌覺是透過對舌的味覺和感覺的詢問，以辨別疾病的一種診斷方法。察舌覺雖不屬於望舌範疇，但屬於舌診的範疇之內。舌覺異常以自我感覺異常為主，而感覺是望舌所莫及的。

望舌以視覺察舌，而察舌覺以詢問診舌。對患者自述的異常舌覺，進行認真的綜合分析，可以了解推斷病情，作為重要參考依據。察舌覺不僅可查出疾病來，而且還可推斷其病情的程度。舌覺改變輕微的，提示病輕；舌覺改變明顯的，提示病重。

此外，舌覺的增減還可提示疾病的進退情況。舌覺的異常與舌體、舌苔、舌脈的變化共同反映著舌的病理變化，對於指導臨床判斷疾病具有重要的意義。

(一)舌味覺反映的疾病

俗語說得好「鼻聞香臭，舌嘗五味」。酸、甜、苦、辣、鹹五味的信息，是靠舌面上密布的細小乳頭——舌蕾的味覺細胞來進行傳遞的，當食物的可溶性有味物質與味蕾相接觸時，味蕾裡的細胞纖毛就會感覺信息傳送至大腦

皮質味覺中樞，從而產生味覺。味覺感受器即味蕾，主要分布在舌體乳頭上。不同的乳頭，所含味蕾的數目並不一致，以舌尖、舌側及舌體後部占多數，而舌體中部感受器較少，味覺較為遲鈍。

不同部位的味蕾的味受體是不相同的，對於不同的刺激物有不同的敏感區。舌尖對甜味最為敏感，舌尖兩側對鹹味最為敏感，舌體兩側對酸味最為敏感，舌根對苦味最為敏感。味蕾對各種味道的敏感程度也不相同。人分辨苦味的本領最高，其次為酸味，然後為鹹味，而對甜味則最差。

1. 舌味辛

是指自覺舌有辛辣味，或伴舌上有麻辣感出現。辛辣味是鹹味、熱覺和痛覺的綜合性感覺。故自覺口辣的患者舌溫可能偏高。當室溫在 18～22℃時，正常人的舌溫大多是在 33～35℃之間，口辣患者的舌溫則偏高，有時可達 36℃以上。另外，舌黏膜對鹹味和痛覺都較為敏感。臨床上舌辛較為少見，多屬肺熱壅盛或胃火上炎所引起。

> 西醫學認為，舌辛在高血壓症、神經症、更年期綜合徵以及長期低熱者中，有時可能見及。

2. 舌味甘

是指自覺舌有甜味，即使是飲白開水亦感覺味甜。甘味入脾，故舌甘與脾密切關聯。多因過食辛辣炙煿厚味之品，滋生內熱或外感邪熱蘊積於脾胃，脾胃濕熱與穀氣相搏，熱蒸上溢於舌所引起。故該類舌甘，需施以芳香化濕

醒脾之法治療。

　　少數舌甘是由於年老或久病傷及脾胃，引起氣陰兩傷，虛火內生，迫津上溢所致。舌甘但舌苔滿薄淨，口中涎沫亦見稀薄的，見於老年體質虛弱者。

> 　　舌甘常見於消化系統功能紊亂或糖尿病患者，前者是因為消化系統功能紊亂引起各種消化酶的分泌異常，尤其是唾液中的澱粉酶含量增加，將澱粉分解成葡萄糖，刺激舌上味蕾而感覺口舌甜，後者則是由於血糖增高，唾液內糖分亦增高，因而感覺口中發甜。

3. 舌味淡

　　是指自覺口中無味，亦即舌上味覺減退，或味覺遲鈍而不敏銳，不能品嘗出飲食的滋味感覺。多與脾失健運有關，或為脾胃濕阻，或為脾胃氣虛，亦可見於寒證。

> 　　現代醫學認為，舌淡多見於炎症的初起或消退期，以腸炎、痢疾以及其他消化系統疾病多見，還見於大手術後的恢復階段。內分泌疾病以及長期發熱的消耗性疾病、營養不良、維生素與微量元素鋅的缺乏、蛋白質及熱量攝取不足的患者，也常見有口淡無味感，這是因為這類疾病可使舌味蕾敏感度下降而造成口淡無味的。此外，口淡無味、味覺減弱甚至消失，還可能是癌症患者的特徵性表現之一。因此，中老年人發生原因

不明的味覺突然減弱或消失時，要高度警惕患癌症的可能。當然，這要與老年人味蕾退化，牙齒殘缺不全使咀嚼不充分，甚至囫圇吞嚥，食物不能和味蕾充分接觸而導致食不知味而區別開來。

4. 舌味酸

是指自覺舌上及口中時有酸味，甚者聞之就有酸氣。舌酸應與吞酸相鑒別：吞酸是指胃中酸水上泛；舌酸則是自覺有酸味，而無酸水泛出。舌酸常反映暴食傷脾、食積腸胃等疾病。

5. 舌味苦

是指自覺舌上有苦味出現。《本草綱目·百病主治藥·口舌》將口苦稱為舌苦。若屬火，火氣亢盛則為苦。故口苦與肝膽有熱有關，多屬肝膽經內有鬱熱，膽熱一蒸，膽氣上溢或肝移熱於膽所引起。

經臨床觀察，舌苦多見於肝熱證、腸胃熱證等。舌苦還可見於癌症患者，癌症病人對甜味食物的味覺閾升高，而對苦味食物的味覺閾降低，因而進食甜的食物也會感覺舌苦，這與患者舌部血液循環障礙和唾液內成分改變有關。經常熬夜或抽菸的人，早上醒來亦會感到口苦。

6. 舌味鹹

是指自覺舌上有鹹味出現，猶如口內含鹽一般，甚則有鹹味痰涎排出。鹹屬腎味，口鹹多屬腎陽虛憊不攝，寒水上泛，或腎陰虛，虛火逼腎液上溢而引起。

西醫學認為，口鹹多見於慢性咽喉炎、慢性腎炎、神經症或口腔潰瘍等。有時測定口鹹病人的唾液，可見鈉、鉀、鈣、鎂等氯化物含量增多，pH 值偏於鹼性。

誠然，味覺的感受閾值常因人而異，個體差別很大。因此，味覺異常必須結合本人的味覺習慣、閾值情況，加以綜合判斷。此外，氣候的影響、內外的環境、情緒的穩定、睡眠情況、吸菸飲酒、口腔炎症以及藥物反應等，都可導致味覺異常，臨床需加以仔細鑒別。

(二)舌感覺反映的疾病

1. 舌溫覺

正常的舌對冷或熱的刺激有感覺，如水太燙，菜太熱，湯太冷等。若無冷熱的刺激，舌體卻出現冷或熱的感覺，稱為舌溫覺異常，如舌熱、舌下冷等。臨床所見，口熱多伴舌痛或腫。

舌灼熱疼痛是指舌上出現火燒樣的疼痛感覺，這種舌覺的產生多因火邪內盛上炎於舌所致，舌灼熱疼痛常與舌尖紅赤、舌紅、口舌生瘡等同時並見。嚴重脫水時，舌可有寒涼的感覺。

2. 舌觸覺

舌體摸觸或捫之津潤而不乾燥，無明顯不適或異常感的，屬正常之舌。若見舌轉動或運動、觸摸、捫捏或揩刮等有異常感覺的，則稱為舌觸覺異常。

3. 舌痛覺

是指舌上有火燒樣疼痛感，其疼痛性質除了呈燒灼樣疼痛外，還見有辛辣痛、乾燥痛、麻木痛、苦澀痛等感覺。舌痛多與火邪內盛有關，常與舌性瘡癰、舌光剝、舌碎裂、舌外傷、舌尖紅赤等同時並見。

如舌尖紅赤灼痛的，屬心火上炎，舌腫而灼痛的，屬心脾有熱；舌生瘡瘍而灼痛的，或屬心經熱毒上炎，或屬腎陰不足，虛火上炎。

4. 舌癢覺

是指舌體感覺奇癢無比，常欲搔抓。一般認為，舌癢多屬心腎陰虛或心火熾盛的緣故，也有因風邪而致舌癢的。

5. 舌麻覺

是指舌麻木而感覺減退，甚則刮、戳、搔抓其舌，其麻感仍未解的。舌麻多見於中風之先兆，應當引起足夠的重視。也有因心頭煩擾，憂思暴怒，氣凝痰火而引起的。此外，某些藥物（如烏頭、半夏、膽南星等）具有一定的毒性，服用不當，也可出現口舌麻木。

6. 舌脹覺

是指自覺舌體腫脹，但未見出現舌體增大。舌脹既不同於舌腫，又有別於舌胖，舌腫、舌胖皆可出現程度不同的舌體增大，以形體改變為主，而舌脹則是舌體的感覺，舌脹未必出現舌體的增大。

舌腫可兼見舌脹，由於舌胖為舌肌呈弛緩狀改變，故而舌胖一般不兼有舌脹。舌脹常見於外感風寒、心經鬱火、心脾熱盛、脾虛寒濕等。

7. 舌澀覺

是指舌乾澀，舌上有如食生柿子的感覺，多與舌燥同時並見。主要是由燥熱傷津所致，故常於乾燥糙裂舌同時並見，也可致舌乾澀。

也有因精神、心理因素所引起的。嚴重的神經症或通宵未眠的，唾液腺分泌減少，也可感覺口舌枯燥而澀，一般調整好睡眠狀態，即可消除口澀。部分惡性腫瘤，尤其是到晚期，常出現味覺苦澀的症狀。

舌診研究表明，晚期癌症患者舌微循環障礙，舌蕈狀乳頭萎縮，可使舌觸覺異常。因此，舌頭可有發澀的感覺，並與舌苦並見。

8. 舌膩覺

是指舌有黏膩不爽的感覺，並常伴見出現唾液過多、舌苔厚膩，大多是由濕濁、痰飲、食滯等原因所引起的。舌膩常兼見味覺異常，如舌膩而甜的，多屬脾胃濕熱；膩而苦的，多屬肝膽濕熱；黏膩而淡的，多屬濕濁中阻。

第三章 常見病舌診

一、急性氣管炎及支氣管炎

急性氣管炎及支氣管炎是由病毒或細菌感染、物理化學刺激或過敏等造成氣管及支氣管黏膜的急性炎病性表現。常見於氣候突變之時，多由上呼吸道感染所引起，臨床主要表現為咳嗽和咳痰，病癒後支氣管黏膜可完全恢復正常。亦可發展為細支氣管炎或支氣管肺炎，或加重原有的呼吸系統疾病。

急性氣管炎及支氣管炎在舌上的表現

（1）舌尖質淡、苔白，屬肺氣虛（圖 3-1）。
（2）舌尖紅而少津，屬肺陰虛（圖 3-2）。

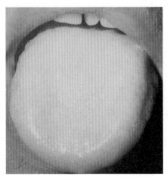
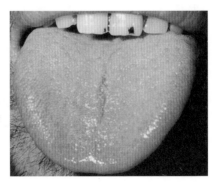

圖 3-1　　　　　　　　圖 3-2

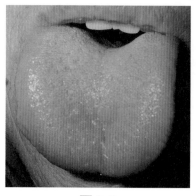

圖 3-3

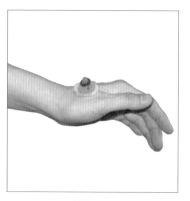

圖 3-4

（3）舌尖紅，苔薄黃，屬燥熱傷肺（圖 3-3）。

（4）舌尖紅，苔黃膩，屬邪熱蘊肺。

中醫簡易療法

1. 驗　方

白鮮皮 6～9 克，以水煎服。每日 1 劑，早、晚各服 1 次，7 劑為 1 個療程。1 個療程結束後，停服 1 日。療程可視病情而定。具有祛風除濕，化痰止咳的功效。適用於慢性支氣管炎。

2. 艾灸療法

先將厚薄適宜的生薑片置於合谷、列缺穴上，再將艾炷置於薑片上，點燃灸炷，施以隔薑灸法（圖 3-4），每穴灸 2～3 壯，每日 1 次。適用於治療各種類型的咳嗽。

3. 按摩療法

患者自己兩臂屈肘，將手掌貼在同側胸部，做上下來回摩擦，每次 1～2 分鐘。適用於治療各種類型的咳嗽。

二、慢性支氣管炎

慢性支氣管炎是指氣管、支氣管黏膜及其周圍組織的慢性非特異性炎症。臨床上以長期咳嗽、咳痰，或伴有喘息（哮喘）及反覆發作的慢性過程為特徵。病情進展緩慢，持續發展常併發阻塞性肺氣腫，甚至肺動脈高壓，肺源性心臟病（簡稱肺心病），從而引起心、肺功能障礙，嚴重地影響健康和勞動力。

慢性氣管炎在舌上的表現

（1）舌尖質淡、苔白，屬肺氣虛（3-5）。
（2）舌尖紅而少津，屬肺陰虛（圖 3-6）。

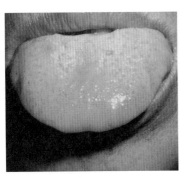
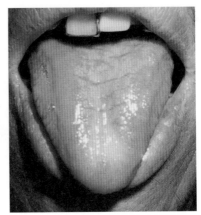

圖 3-5　　　　　　　　圖 3-6

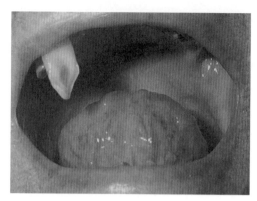

圖 3-7

（3）舌尖紅，苔薄黃，屬燥熱傷肺。

（4）舌尖紅，苔黃膩，屬邪熱蘊肺。

（5）舌下絡脈（靜脈）變粗、瘀血，黏膜發紅（圖 3-7）。

中醫簡易療法

1. 擦臉頰

先將雙手手掌搓熱，放於臉頰上，然後兩手可以上下同步擦或一上一下交替擦，左右各 10 餘次，以臉頰感到發熱為宜。

2. 擦鼻旁

用雙手拇指掌骨的背側部或雙掌側緣擦鼻子的兩側 10 餘次，以感到發熱為度。

3. 按揉迎香等穴

用拇指或食指按揉迎香、合谷、內關、風池等穴（圖 3-8），每天 1～2 次。

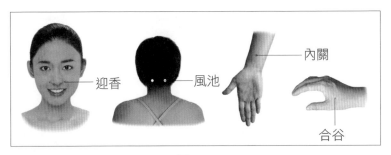

圖 3-8

三、支氣管哮喘

支氣管哮喘是由外源性或內在的過敏原或非過敏原等因素，致使支氣管平滑肌痙攣，黏膜腫脹，分泌物增加，從而發生不可逆性阻塞為特點的常見的變態反應性疾病。春秋兩季發病率較高，可發生於任何年齡，但以 12 歲以前開始發病者居多。

臨床上通常將支氣管哮喘分為內源性哮喘、外源性哮喘和混合性哮喘，較為少見的還有藥物性哮喘和運動性哮喘等類型。

支氣管哮喘在舌上的表現

1. 發作期

（1）舌尖質淡或淡紅、苔白或膩，屬寒哮（圖 3-9）。

（2）舌尖質紅、苔黃乾或黃膩，屬熱哮（圖 3-10）。

（3）舌邊紫黯、苔白膩，屬痰瘀交阻（圖 3-11）。

（4）舌尖色紫黯、苔白滑，屬阻氣暴脫（圖 3-12）。

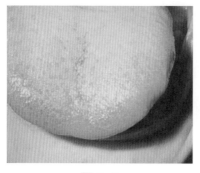

圖 3-9

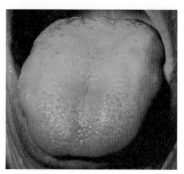

圖 3-10

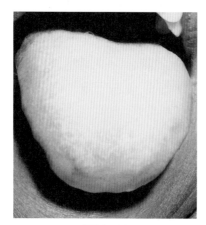

圖 3-11

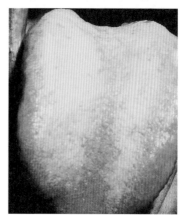

圖 3-12

2. 緩解期

（1）舌尖質淡、苔薄白，屬肺腎兩虛（圖 3-13）。

（2）舌尖淡紅、苔白滑，屬肺脾腎虛（圖 3-14）。

（3）舌尖淡白、舌邊有齒痕，苔白，屬肺脾氣虛（圖 3-15）。

（4）舌尖質淡紅、苔薄白，屬肺氣虛（圖 3-16）。

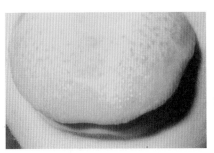

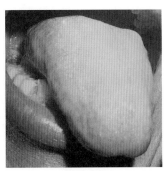

圖 3-13　　　　　　　　圖 3-14

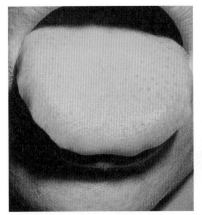

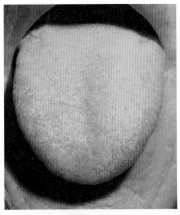

圖 3-15　　　　　　　　圖 3-16

（5）舌尖淡紅，苔少或無，屬腎不納氣（圖 3-17）。

中醫簡易療法

1. 驗　方

麻黃、製半夏各 6 克，紫菀 9 克，五味子 5 克，細辛

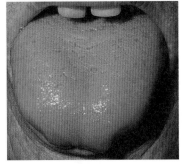

圖 3-17

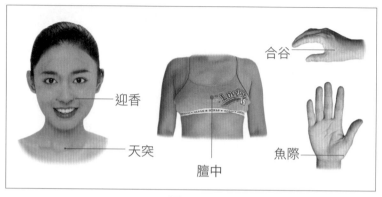

迎香

天突

膻中

合谷

魚際

圖 3-18

1.5 克，大棗 6 枚。上藥以水煎後，分兩次服用。每日 1 劑。適用於寒哮。

2. 按摩療法

用食指或中指指腹慢慢地點按膻中、天突、迎香、合谷、魚際等穴各 1～2 分鐘（圖 3-18），每天 1～2 次。

四、支氣管擴張

支氣管擴張是臨床較常見的慢性支氣管化膿性疾病，大多繼發於呼吸道感染和支氣管阻塞，由於支氣管壁被損壞而導致支氣管擴張。其臨床主要表現為慢性咳嗽、大量膿痰和反覆咯血。

支氣管擴張在舌上的表現

1. 急性期

（1）舌尖質淡紅、苔黃膩，屬痰熱傷肺（圖 3-19）。

（2）舌尖質紅、苔薄黃而乾燥，屬肝火犯肺（圖 3-20）。

（3）舌尖質紅、少苔或無苔，屬相火灼金（圖 3-21）。

（4）舌尖質淡、苔薄或無，屬氣不攝血（圖 3-22）。

（5）舌尖質紅，屬氣陰虧虛。

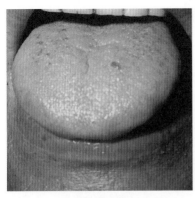

圖 3-19

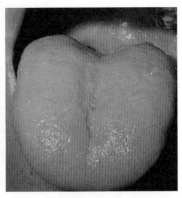

圖 3-20

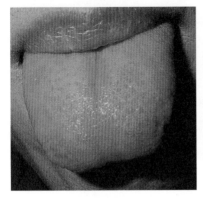

圖 3-21

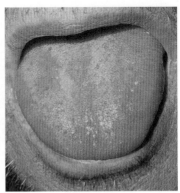

圖 3-22

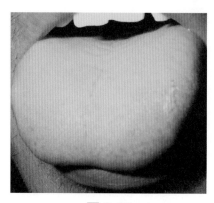

圖 3-23

（6）舌尖質淡，屬血脫亡陽。

2.遷延期

（1）舌尖質紅，苔白而厚膩，屬痰濁阻肺。

（2）舌尖質淡紅，苔白潤，屬肺脾兩虛（圖 3-23）。

五、急性胃炎

急性胃炎係指由於各種不同病因引起的急性胃黏膜炎性病變。常起病較急，若伴有胃黏膜充血、水腫、出血、糜爛的，稱為急性胃黏膜病變。

引發本病的病因以細菌感染或細菌毒素的作用最為多見；其次與飲酒、進食過冷、過熱，或過於刺激或粗糙的食物、暴飲暴食以及服用某些對胃黏膜有刺激性的藥物（如糖皮質激素、水楊酸鹽、磺胺類等）有關，也有少數患者還可因食用蝦、蟹、甲魚等，發生過敏反應而發病的。

急性胃炎在舌上的表現

（1）舌中質淡紅、苔白膩，屬外邪犯胃（圖 3-24）。

（2）舌中質淡白、苔厚膩，屬飲食停滯（圖 3-25）。

（3）舌中質淡紅、苔黃膩，屬痰熱內阻（圖 3-26）。

（4）舌中質紫黯或有瘀點、瘀斑，屬瘀血阻絡（圖 3-

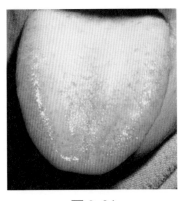

圖 3-24

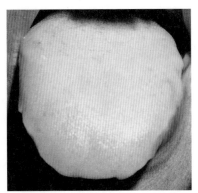

圖 3-25

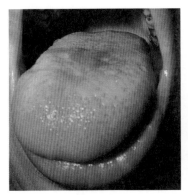

圖 3-26

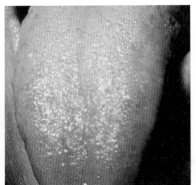

圖 3-27

27）。

（5）急性胃黏膜病變合併血小板減少性貧血：舌質淡紅，右側或一側可見出現瘀斑，中部可見出現淺裂紋，苔薄白（圖 3-28）。

（6）急性胃黏膜病變合併上消化道出血，胃竇炎（因飲酒過量所致）及膽囊腫大：舌質紅，舌前部兩側微呈紫

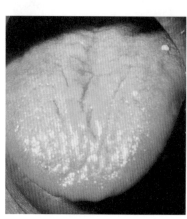

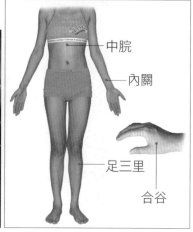

中脘

內關

足三里

合谷

圖 3-28　　　　　　圖 3-29

色，中部或中上部有裂紋，舌前部乾而少津，苔黃膩。

中醫簡易療法

1. 驗　方

鮮扁豆葉 200～300 克，以水煎後，分兩次服用，每日 1 劑。具有消炎止嘔的功效。適用於外邪犯胃型。

2. 按摩療法

按揉中脘、足三里穴各 2 分鐘。按揉合谷穴 1 分鐘。噁心、嘔吐者加按內關穴 2 分鐘（圖 3-29）。

六、慢性胃炎

慢性胃炎係指由不同病因引起的各種慢性胃黏膜炎性病變。引發本病的病因至今未明。但一般認為，急性胃炎未及時治療和徹底恢復；長期食用刺激性物質；幽門功能障礙，

導致膽汁反流；胃酸或營養缺乏等均為致病因素。近來也有人認為，幽門螺桿菌感染及自身免疫也是重要因素。

慢性胃炎在舌上的表現

（1）慢性淺表性胃炎：舌體中部質淡紅，苔薄黃（圖3-30）或黃膩（其病情程度與苔色成正比關係）。

（2）慢性胃炎：舌中部見有黑苔，屬寒濕犯胃（圖3-31）。

（3）慢性萎縮性胃炎：舌體較正常人略小，舌中部見出現裂紋（圖3-32）。若舌質由紅而轉淡白或青紫，其苔膩長久不退的，應警惕有惡變的可能。

（4）慢性肥厚性胃炎：舌體較正常人略胖大，且全舌滿布水液（圖3-33）。

（5）舌中質淡紅、苔薄白，屬肝胃不和。

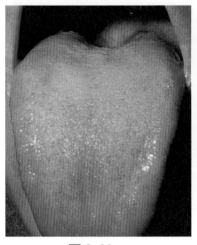
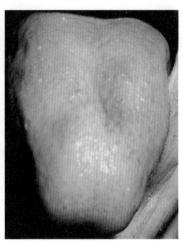

圖3-30　　　　　　圖3-31

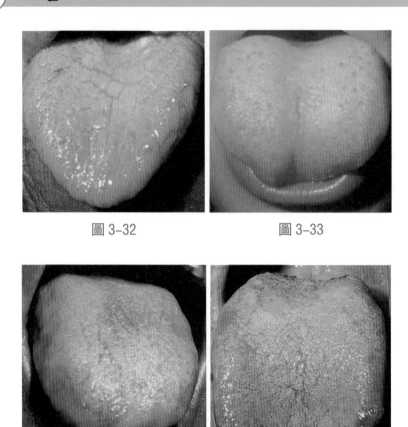

圖 3-32　　　　　　　　　圖 3-33

圖 3-34　　　　　　　　　圖 3-35

　　（6）舌中質紅、苔黃厚或黃膩，屬脾胃濕熱（圖 3-34）。

　　（7）舌中質黯紅或紫黯，或有瘀點、瘀斑，屬胃絡瘀血（圖 3-35）。

　　（8）舌中質淡紅，舌邊有齒痕，苔薄白，屬脾胃虛弱（圖 3-36）。

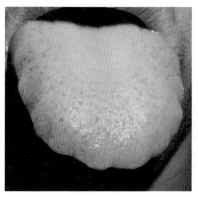
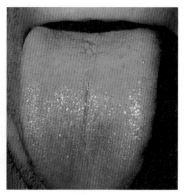

圖 3-36　　　　　　　　圖 3-37

（9）舌中質紅而少津，或有裂紋，屬胃陰不足（圖 3-37）。

中醫簡易療法

1. 驗　方

玫瑰花 6～10 克，置於茶杯內，以沸水沖泡，代茶水頻頻飲用。每日 1 劑。

2. 按摩療法

以中指指端按揉中脘、章門、足三里穴各 2 分鐘（圖 3-38）；雙手重疊貼於上腹部，做順時針方向按

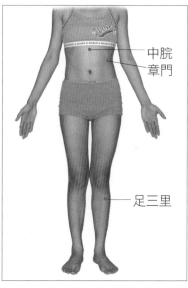

中脘
章門

足三里

圖 3-38

摩 5 分鐘；雙手掌放在兩側脇肋部，由上向下來回往返斜擦 1 分鐘，以感到局部有溫熱感為佳。

七、胃下垂

胃下垂是指患者站立時，胃的下緣降至盆腔，胃小彎弧線最低點降至髂嵴連線以下的一種病症。表現為上腹部隱痛，腹脹，食後更甚，噯氣，腹部重墜感，勞累或站立位時，其症狀加重，休息或臥位時可減輕或消失。

胃下垂在舌上的表現

（1）舌中質淡、苔薄白，屬中氣下陷（圖3–39）。

（2）舌中質淡、濕潤或水液滿布全舌，苔薄白，屬胃腸停飲（圖3–40）。

（3）舌中質淡，苔薄而黃，屬肝胃不和（圖3–41）。

（4）舌中質胖嫩、苔薄白，屬脾腎兩虛（圖3–42）。

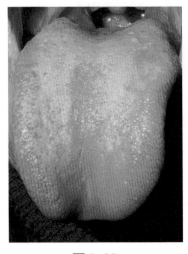 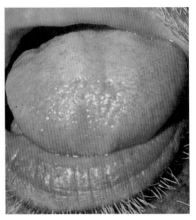

圖3–39   圖3–40

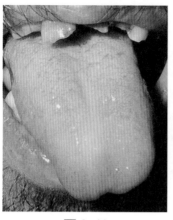
圖 3-41

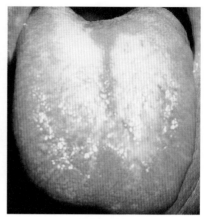
圖 3-42

中醫簡易療法

1. 驗　方

黃芪20克，白朮、枳殼各 15 克，防風 10 克。上藥以水煎後，分 2 次服用。每日 1 劑。具有升提固脫的功效。

2. 按摩療法

用手掌按揉腹部 5 分鐘，並提拿腹肌 20～30 次；用食指、中指按揉中脘、天樞、足三里穴各 1 分鐘（圖 3-43）。

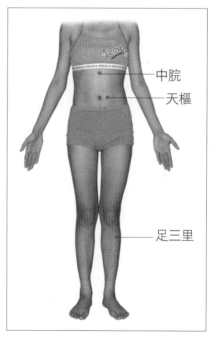
中脘
天樞
足三里
圖 3-43

八、胃腸自主神經功能紊亂

胃腸自主神經功能紊亂，又稱為胃腸神經官能症、胃腸神經症或胃腸自主神經功能紊亂綜合徵等名稱。本病大多是由精神因素所致，其症狀以胃腸道運動功能紊亂為主，但在病理、解剖等諸方面卻無器質性改變。

胃腸自主神經功能紊亂在舌上的表現

（1）舌中質淡、苔薄白，屬肝胃不和（圖 3-44）。
（2）舌中質淡、苔白厚膩，屬胃氣上逆（圖 3-45）。
（3）舌中質淡、苔薄白或薄黃，屬肝脾不和（圖 3-46）。

頑固性胃腸自主神經功能紊亂在舌上的表現

（1）舌中質淡、苔薄白，屬氣滯（圖 3-47）。
（2）舌中質淡紅、苔厚膩，屬食滯（圖 3-48）。
（3）舌中質淡、苔淡白或白膩，屬虛寒。

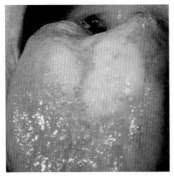

圖 3-44

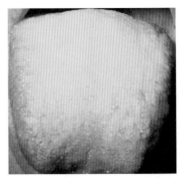

圖 3-45

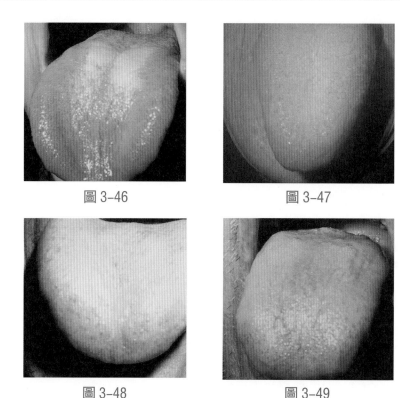

圖 3-46　　　　　　　　　圖 3-47

圖 3-48　　　　　　　　　圖 3-49

（4）舌中質紅、苔黃而厚膩，屬實熱（圖3-49）。

九、胃及十二指腸潰瘍

　　胃及十二指腸潰瘍是一種常見病、多發病，是指胃、十二指腸（常為球部）與胃酸和胃蛋白酶相接觸的部分發生的慢性潰瘍。主要症狀為上腹部疼痛、腹脹、噯氣、反酸、食慾減退等，呈周期性發作。

　　一般與季節轉變、過度疲勞、飲食失調等因素有關。胃潰瘍常在劍突下或偏左部位，於飯後半小時至 2 小時之

內發生疼痛。十二指腸潰瘍則多在劍突下偏右部位，於飯後 3～4 小時後發生疼痛，或經常在半夜發生疼痛。

胃潰瘍在舌上的表現

（1）胃潰瘍的舌象與慢性胃炎的舌象非常相似。可參閱慢性胃炎部分。

（2）胃潰瘍活動期，黃苔出現的頻率較高，其舌象與慢性淺表性胃炎亦相似。

（3）當胃潰瘍合併有炎症時，黃苔的出現頻率明顯增高。

（4）消化性潰瘍，舌邊清晰，舌苔圓形、光滑，有缺損改變。

十二指腸潰瘍在舌上的表現

（1）基本上與胃潰瘍相似。

（2）大多數可見出現瘀黯舌。

（3）舌的後部、大乳頭之前可見有邊緣清楚，光滑的多發性圓形舌苔缺損。

（4）大部分患者舌中質淡或淡紅，苔薄白，約 50%的患者有齒痕舌出現。

十、便　秘

凡大便秘結不通，排便時間延長，或有便意而排出困難者，均稱為便秘。發病原因有多種，如病後氣虛、腸胃燥熱、蔬菜、水果進食過少、辛辣肥膩食物進食過多等。也有排便習慣不規則而造成。

　　老年人便秘多與體質虛弱、腹壁鬆弛、消化功能減退有關。臨床上將其分為熱秘、氣秘、冷秘、虛秘等。

便秘在舌上的表現

　　（1）舌根部質紅、苔黃厚膩或焦黃起芒刺，屬熱秘（圖3-50）。

　　（2）舌根部質淡、苔白膩，舌體胖或有齒痕，屬氣秘（圖3-51）。

　　（3）舌根質淡、苔薄白，屬氣虛秘（圖3-52）。

　　（4）舌根質淡白、苔薄或少，屬血虛秘。

　　（5）舌根質淡、苔白潤，屬冷虛秘。

　　（6）舌根質淡、苔無或少，屬血虛或陰虛。

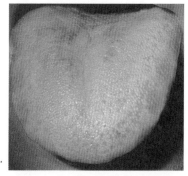

圖3-50

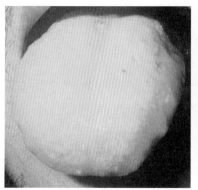

圖3-51

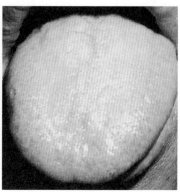

圖3-52

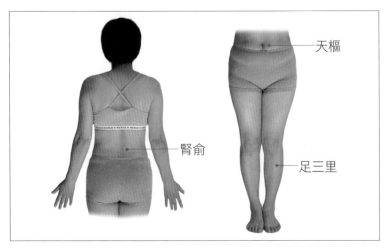

天樞

腎俞

足三里

圖 3-53

中醫簡易療法（圖 3-53）

1. 按揉天樞穴

雙手叉腰，中指指腹放在同側的天樞穴上，大拇指按於腹外側，中指適當用力按揉 30～50 次。

2. 按揉腎俞穴

兩手叉腰，拇指向前按於同側肋端，中指按於腎俞穴，適當用力按揉 30～50 次。

3. 揉按足三里穴

兩膝關節自然伸直，用拇指指腹按在同側的足三里穴上，其餘四指緊附於小腿後側，拇指適當用力揉按 30～50 次。

十一、痔　瘡

痔瘡是直腸下端黏膜下或肛管皮下靜脈叢發生擴大、

曲張而形成柔軟的靜脈團。本病在成年人中極為常見，故有「十人九痔」之說，兒童則較少見。根據其發生的部位，分為內痔、外痔和混合痔 3 種。

痔在舌上的表現

（1）舌質紅、舌根苔薄白或薄黃，屬內傷腸絡（圖 3–54）。

（2）舌質紅、舌根苔黃膩，屬濕熱下注（圖 3–55）。

（3）舌紫黯或有瘀點、瘀斑，屬氣滯血瘀（圖 3–56）。

（4）舌質淡、舌根苔薄白，屬脾虛氣陷（圖 3–57）。

（5）舌質紅、舌根苔薄，屬陰虛腸燥（圖 3–58）。

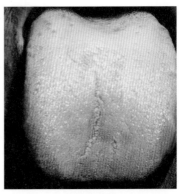

圖 3–54

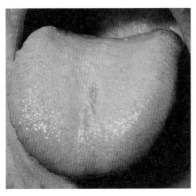

圖 3–55

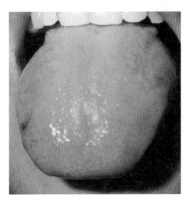

圖 3–56

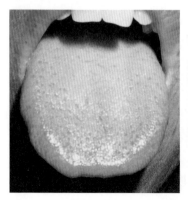 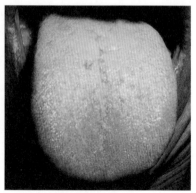

圖 3-57　　　　　　　　　　圖 3-58

中醫簡易療法

1. 按摩長強

用手自我按摩尾骨尖的長強穴，每次約 5 分鐘。

2. 提　肛

有意識地向上收縮肛門（肛門括約肌的收縮和放鬆。收縮時吸氣與腹肌緊縮，放鬆時呼氣與腹肌舒張），早晚各 1 次，每次做 30 次。

十二、肛　裂

肛裂，即肛管的皮膚全層裂開，並形成慢性感染性潰瘍。大多發生於肛管前、後正中線上，同時發生於兩側的則較為少見。一般發生的部位，男性多見於後部，女性則多見於前部。

本病的發生多與肛管損傷、感染等因素有關。以周期性肛門疼痛，且久治不癒為其臨床特徵。多見於 30～40 歲

的中年人，老人和兒童則較少見。

肛裂在舌上的表現

（1）舌質偏紅、舌根苔黃燥，屬燥火（參見圖 3–55）。

（2）舌質偏紅、舌根苔黃膩，屬濕毒。

中醫簡易療法

1. 按摩療法

平時收縮肛門，如強忍大便狀，將肛門周圍的肌肉縮緊，盡量往上提，然後放鬆，如此反覆進行 10 多次。每天至少做 3 次。

2. 塗肛療法

雞蛋黃適量，小火熬取蛋黃油，外搽肛門，每天 1～2 次。

十三、脂肪肝

脂肪肝是指各種原因或疾病所引起的肝細胞內的脂肪大量堆積。正常的肝臟脂肪含量約占肝濕重的 5%。當肝內所含脂肪的量超過肝臟濕重的 10%～15% 時，稱為脂肪肝。一般可分為輕、中、重 3 度。當脂肪在肝細胞內沉積過多，引起結構和成分改變時，可影響其肝臟的正常功能。經適當治療後，輕、中度的患者可得到恢復，重度患者則很難得到治癒，最終演變成肝硬化。脂肪肝患者也有造成猝死的。

引起脂肪肝的病因，除了飲酒、藥物及營養過剩等原因以外，極端的營養不良也可引起脂肪肝的發生。

脂肪肝在舌上的表現

（1）舌邊較為圓滑，質淡紅、苔白膩，屬痰濕阻絡（圖3-59）。

（2）舌邊質黯紅、苔薄白，屬肝鬱氣滯（圖3-60）。

（3）舌邊圓滑、胖大，帶有瘀斑、瘀點，屬痰瘀內結（圖3-61）。

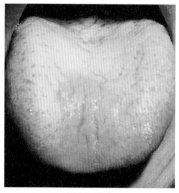

圖 3-59

（4）舌邊質淡胖、苔厚膩，屬肝腎陰虛（圖3-62）。

（5）舌邊質淡、苔白，屬肝腎陽虛（圖3-63）。

（6）舌邊質紅、苔黃膩，屬濕熱內蘊（圖3-64）。

（7）舌邊或全舌見有紫斑或瘀點、瘀斑，苔薄，屬瘀血阻絡（圖3-65）。

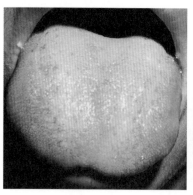

圖 3-60

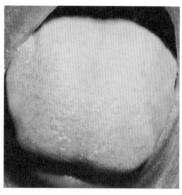

圖 3-61

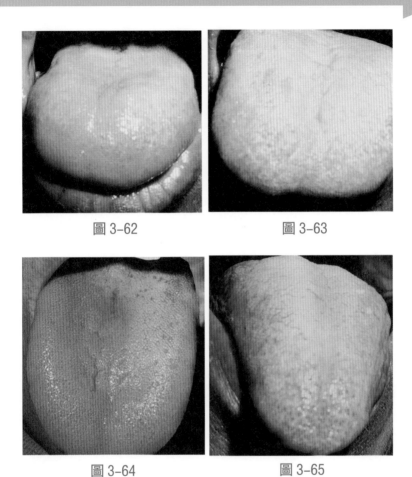

圖 3-62　　　　　　　　圖 3-63

圖 3-64　　　　　　　　圖 3-65

（8）舌邊及舌尖見有瘀點或瘀斑，舌下靜脈曲張，屬氣滯血瘀。

中醫簡易療法

1. 驗　方

（1）麥麩 30 克，大棗 10 枚，水煎，取汁，代茶飲。

（2）山楂、白菊花、茶葉以 3：2：1 的比例，沸水沖泡，代茶飲。

2. 食　療

紫菜 10 克、雞蛋 1 個，宜長期煮湯喝。

十四、肝硬化

肝硬化是一種以肝臟損害為主要表現的慢性全身性疾病。多由慢性肝炎、血吸蟲感染、飲酒、營養不良、長期少量的化學品中毒所造成。主要症狀為：肝功能減退、脾臟腫大、腹水、腹臂靜脈曲張、食慾不振、消瘦無力、衄血、貧血，至晚期還會出現吐血、便血等症狀。

肝硬化在舌上的表現

1. 實　脹

（1）舌邊質淡，苔白膩，屬氣滯濕阻（圖 3-66）。

（2）舌邊質淡，苔白膩或白滑，屬寒濕困脾（圖 3-67）。

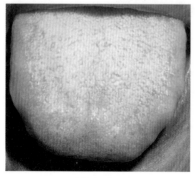 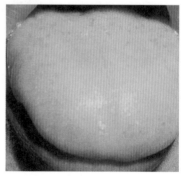

圖 3-66　　　　　　　　　圖 3-67

（3）舌邊及舌尖質紅、苔黃膩或兼灰黑，屬濕熱蘊結。

（4）舌邊及全舌質紫黯或有瘀點、瘀斑，屬肝脾血瘀（圖3-68）。

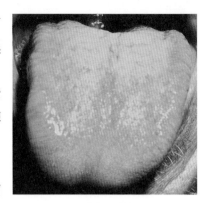

圖 3-68

2. 虛　脹

（1）舌邊質淡胖有齒痕，苔薄膩，屬脾虛水困。

（2）舌邊質淡、舌體胖嫩有齒痕，屬脾腎陽虛。

（3）舌邊質紅絳而少津，屬肝腎陰虛。

（4）舌下靜脈（絡脈）呈青紫色，擴大、充盈，脈形粗大怒張，小靜脈（細絡脈）呈青紫色或黯紅色，怒張時呈囊狀或囊柱狀改變。

中醫簡易療法

（1）薏苡仁、紅豆各 30 克，加水煮爛後食用。

（2）黑木耳 15 克，紅棗 10 枚，煎汁飲。

（3）冬瓜 400 克，紅豆 120 克，綠豆 100 克，加水煮爛後食用。也可僅用冬瓜，水煮，取汁，每次 60 毫升，每天 3 次。

十五、膽囊炎

膽囊炎是指各種原因引起膽囊內產生炎症的一種疾病。常有急、慢性之分。

急性膽囊炎的發病原因主要是：

① 膽囊管梗阻（如膽石、膽道蛔蟲、中華分枝睾吸蟲、梨形鞭毛蟲、癌腫等的阻塞）；

② 細菌感染（如大腸桿菌、副大腸桿菌以及鏈球菌、葡萄球菌、傷寒桿菌、糞鏈球菌、產氣桿菌等）；

③ 胰液向膽囊反流等。

本病約 70%～80%合併膽道結石。中國農村中以膽道蛔蟲為最常見誘發因素。

慢性膽囊炎的發病原因多發生在膽石症的基礎上，且常是急性膽囊炎的後遺症，或因體內膽固醇紊亂所致。此外，亦可見於傷寒病的帶菌者。

膽囊炎在舌上的表現

（1）舌邊質淡、苔薄黃或微黃，屬肝氣鬱結（圖 3-69）。

（2）舌邊質淡、苔白，屬肝鬱脾虛（圖 3-70）。

（3）舌邊質紅、苔黃或厚膩，屬肝膽濕熱（圖 3-71）。

（4）舌邊或全舌紅絳，苔無或乾枯，屬膿毒內蘊。

中醫簡易療法

1. 按摩療法

用大拇指分別按壓陽陵泉、膽囊、足三里、內關、太衝穴（圖 3-72），並持續按摩 5 分鐘，可獲得良好止痛效

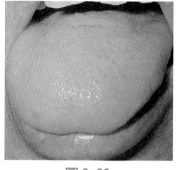

圖 3-69

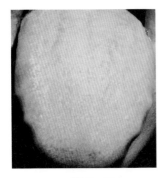
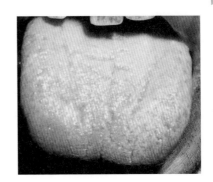

圖 3-70　　　　　　　　圖 3-71

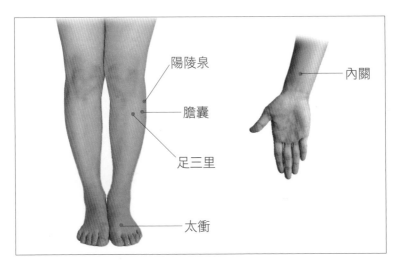

圖 3-72

果；用藤拍子或左手橫握拳，拍打右側肩背 50 次；用手掌揉摩雙大腿後外側，從上到下 30 次。

2. 食物療法

每天吃 1 個橘子或每天清晨空腹吃 1 個蘋果再吃早餐，均可預防膽結石。

十六、膽石症

膽石症是指膽道系統（包括膽囊、膽管和肝管）中的任何部位發生結石的一種疾病。它是一種常見病、多發病。據有關資料顯示，我國人群中大約 10%的人患有膽石症。

膽石症在舌上的表現

（1）舌邊質淡紅、苔薄白或微黃，屬肝鬱氣滯（圖 3-73）。

（2）舌邊質紅、苔白膩或黃膩，屬肝膽濕熱（圖 3-74）。

（3）舌邊或全舌質絳紅或紫，且乾燥，苔膩或灰黑無苔，屬毒熱內蘊。

（4）舌邊質紅，或見裂紋或光剝苔，屬肝陰不足（圖 3-75）。

（5）舌邊紅，苔白膩或黃膩，尤以黃膩苔滿布舌面的，其診斷意義更大、更有價值。

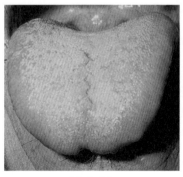
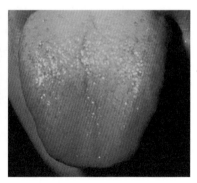

圖 3-73   圖 3-74

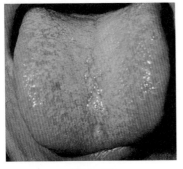

圖 3-75

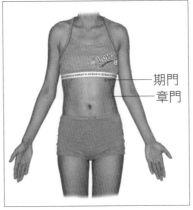

期門
章門

圖 3-76

中醫簡易療法

1. 按摩療法

按揉兩側章門、期門穴（圖 3-76）；手握空拳，搓擦脇肋側線，不拘次數，以舒適為度；每天早晨，雙手握拳，兩上肢肘關節自然彎曲，左手拳擊右乳下方肋骨下緣的腹部（即膽囊區），再擊背後右側腎臟部位。右手擊打方向相反。左右交替各擊打 180 下，堅持數月。

2. 藥茶療法

金錢草 150 克，洗淨，加水煎湯，代茶頻飲；玉米鬚 50 克，洗淨，水煎，取汁，代茶頻飲。

十七、風濕性心臟病

風濕性心臟病簡稱風心病。是指急性風濕性心臟炎症所遺留下來的以心瓣膜病變為主要表現的一種心臟病。又稱風濕性心瓣膜病。在慢性瓣膜病的基礎上，患者可有風濕炎症長期反覆發作，此類患者稱作活動性風濕病。由於

活動性風濕病可繼續存在和發展，並進一步加重瓣膜的損害和心臟的負擔，臨床上可出現心功能不全、心律失常等病變徵象。好發於 20～40 歲的青壯年，女性高於男性。

風濕性心臟病在舌上的表現

1. 急性期

（1）舌邊、舌尖質紅，苔薄微黃，屬外邪襲肺。

（2）舌尖質紅、苔黃，屬風濕侵心。

（3）舌尖質紅絳、苔黃少而乾燥，屬熱毒犯心。

2. 慢性期

（1）舌尖質淡、苔白，屬心氣虛弱。

（2）舌尖或全舌質青紫，或見有瘀點、瘀斑，屬心血瘀阻。

（3）舌尖或全舌質黯淡，或見有瘀點、瘀斑，苔白滑，屬心腎陽虛。

（4）舌尖質淡、苔滑，屬水氣凌心。

（5）舌尖或全舌黯淡，苔無或蒼白，屬陽氣虛脫。

（6）舌下青筋（靜脈、絡脈）怒張（圖 3–77）。

中醫簡易療法

1. 驗 方

龍骨、牡蠣、太子參、大棗各 20 克，茯苓、黃芩各 15 克，桂枝 9 克，鬱金、柴胡、製半夏、生薑各 12 克。上藥

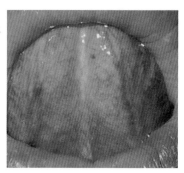

圖 3–77

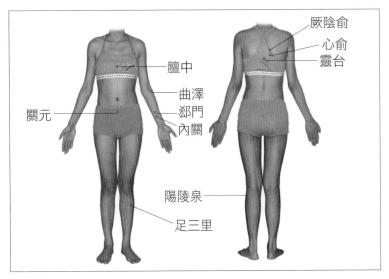

圖 3-78

以水煎後，分 2～3 次服用。每日 1 劑。具有益氣通陽，燥濕化痰，軟堅散結，清熱和胃的功效。

2. 拔罐療法

　　取厥陰俞、心俞、膻中、靈台、曲澤、足三里、內關、陽陵泉、關元、郄門穴（圖 3-78）。採用刺血拔罐法。穴位皮膚常規消毒後，用三陵針在上述穴位或每次取 3～5 穴，依次點刺出血，待血止後再拔罐，吸血適量。每週施治 2 次。

十八、慢性肺源性心臟病

　　慢性肺源性心臟病，簡稱肺心病，是心血管系統較常見的一種疾病。在氣候寒冷的地區，本病的發病率較高。

　　引發本病的主要原因，是肺部的慢性阻塞性病變，如

慢性氣管、支氣管炎、阻塞性肺氣腫，支氣管哮喘合併感染，且反覆發作；胸廓病變，如脊椎畸形、胸膜纖維化等；肺血管病變，如各種原因所致的肺動脈高壓等。

慢性肺源性心臟病在舌上的表現

1. 發作期

（1）舌尖或全舌質黯淡，口唇發青，苔白滑，屬風寒束肺（圖3-79）。

（2）舌尖質黯紅、苔黃膩而少津，屬痰熱困肺（圖3-80）。

（3）舌尖質紅、苔薄黃或黃膩而乾燥，屬燥熱傷肺。

（4）舌尖質黯紅、苔黃燥，屬肺熱腑實。

（5）舌體淡胖，或舌尖質紫黯、苔白滑，屬陽虛水停（圖3-81）。

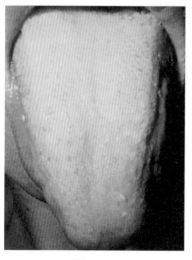

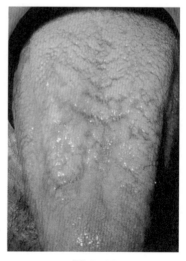

圖3-79 圖3-80

（6）舌尖質黯紅、苔黃濁，屬痰熱內閉。

（7）舌強而蜷縮，屬寒痰內閉。

（8）舌體顫動，舌尖質紫黯、苔黃濁，屬痰熱動風。

（9）舌尖或全舌質紅或紫黯，有瘀點、瘀斑，苔黃，屬熱瘀傷絡。

（10）舌尖質淡或紫黯，苔少或無，屬肺腎虛衰。

（11）全舌光滑無津液，屬元陽欲絕（圖 3-82）。

2. 緩解期

（1）舌尖質淡或淡紅，苔白，屬肺腎兩虛，痰瘀阻絡（圖 3-83）。

（2）舌尖質淡黯、苔薄而有津液，屬心肺腎虛，氣逆不納。

（3）舌邊尖質紅、苔薄或花剝，屬陰虛燥熱，氣逆不降。

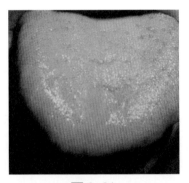

圖 3-81

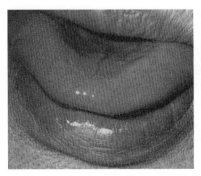

圖 3-82

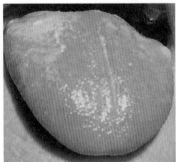

圖 3-83

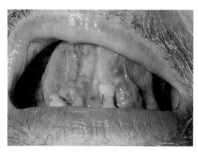

圖 3-84

（4）舌下靜脈曲張，呈紫黯色，或如蚯蚓團狀；其他的細小靜脈則如同樹枝狀向舌外方向伸展，其色鮮紅，提示病情較為穩定；其色紫黯或有出血點，提示病情危重難治（圖 3-84）。

十九、病毒性心肌炎

病毒性心肌炎是由於病毒感染而引起心肌局灶性或彌漫性的炎性病變。臨床上，根據病情的不同性質，常分為急性、亞急性和慢性等多種類型。自從抗生素廣泛應用於臨床以來，與溶血性鏈球菌感染有關的風濕性心肌炎已有明顯減少，而由病毒所引起的心肌炎，則相對比以往有所增多。

目前認為，多種病毒可以引起心肌炎，如柯薩奇病毒、流行性感冒病毒、埃可病毒、水痘病毒、腮腺炎病毒、傳染性單核細胞增多症病毒（EB 病毒）、脊髓灰質炎病毒等。且以可引起腸道與呼吸道感染的各種病毒最為多見，其中又以柯薩奇病毒引起者最多，並以柯薩奇 B 病毒感染最為常見。

病毒性心肌炎在舌上的表現

（1）舌尖質淡紅、苔黃，屬熱毒侵心（圖 3-85）。

（2）舌尖質淡紅、苔黃膩，屬濕毒犯心。

（3）舌尖質紅、苔少或無津液，屬陰虛內熱（圖 3-86）。

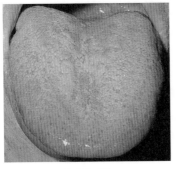

圖 3-85

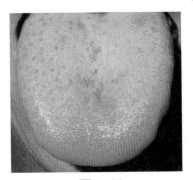

圖 3-86

（4）舌尖質紅、苔白，屬氣陰兩虛（圖 3-87）。

（5）舌尖或全舌質黯淡、苔白，屬陰陽兩虛。

（6）舌尖質淡、苔白，屬陽虛欲脫。

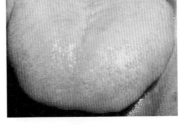

圖 3-87

二十、心包炎

心包炎是指心包膜臟層和壁層的炎性病變。病變可波及鄰近組織，有時可同時併發心肌炎或心內膜炎。臨床上常按其病程的長短，分為急性心包炎和慢性心包炎兩種，前者常見心包滲出液，後者常可引起心包縮窄。

引起心包炎的病因很多，但一般可概括為感染性和非感染性的兩大類型。在感染性的心包炎當中，以結核性心包炎最為常見，病毒性、化膿性心包炎臨床也並非少見，亦有見於真菌性和寄生蟲性的。在非感染性的心包炎當中，常見的有風濕性、特發性、腎衰竭性、放射損傷性、膽固醇性、乳

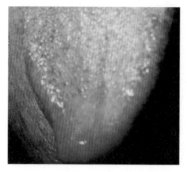 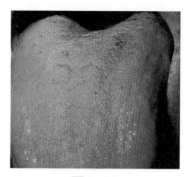

圖 3-88　　　　　　　　　　　圖 3-89

糜性、心肌梗塞性、腫瘤性或自身免疫性等多種。

心包炎在舌上的表現

（1）舌尖質紅、苔黃膩或白膩，屬外邪犯心（圖 3-88）。

（2）舌尖或全舌質紅、苔黃，屬熱毒壅盛（圖3-89）。

（3）舌尖質紅、苔少或少津，屬癆蟲疰心。

（4）舌尖質紅、苔黃濁或膩，屬濕熱蘊心（圖 3-90）。

（5）舌尖質淡、苔白膩或黃膩，屬濕濁淫心（圖 3-91）。

（6）舌尖質紅、苔黃膩，屬痰熱陷心（圖 3-92）。

（7）舌尖或全舌質青紫晦暗，屬瘀血結心（圖 3-93）。

二十一、心絞痛

心絞痛是冠狀動脈發生硬化、狹窄和（或）痙攣，心

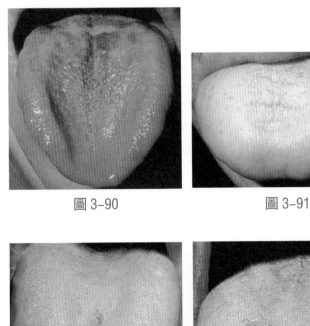

圖 3-90　　　　　　　圖 3-91

圖 3-92　　　　　　　圖 3-93

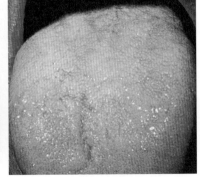

肌發生急劇而短暫的缺血、缺氧而引起的臨床綜合徵。是冠心病中最為常見的一種類型。

心絞痛在舌上的表現

（1）舌尖、舌邊或全舌質黯紅，或有瘀點、瘀斑，屬心血瘀阻（圖 3-94）。

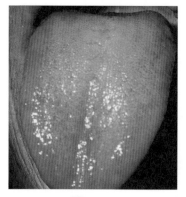

圖 3-94

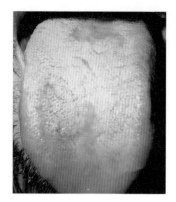

圖 3-95

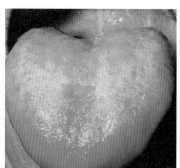

圖 3-96

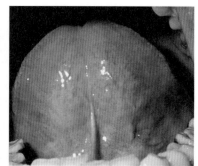

圖 3-97

（2）舌尖質淡、苔濁膩，屬痰濁壅塞（圖3-95）。

（3）舌尖質淡紅、苔少或無，屬氣陰不足（圖3-96）

（4）舌尖質淡、苔薄白，屬心陽虛虛。

（5）舌尖質淡、苔白滑，屬胸陽痺阻。

（6）舌尖質淡，舌體胖，苔白，屬心腎陽虛。

（7）舌尖質淡，苔白，屬陽氣欲脫。

（8）舌下靜脈（絡脈）怒張（圖3-97）。

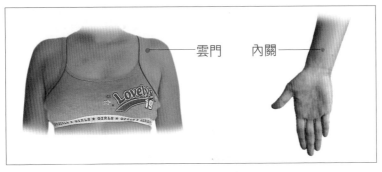

雲門　　內關

圖 3-98

中醫簡易療法

1. 藥物治療

心絞痛發作時舌下含服硝酸甘油 3～5 分鐘可緩解。

2. 按摩療法（圖 3-98）

按摩雲門穴可緩解心絞痛、失眠等症，每天早、晚各 1 次，每次 3～5 分鐘；用右手拇指和食指點壓左手中指甲根部左右兩側，一壓一放，各 5～6 分鐘，可立即止痛；用拇指在內關穴處向下用力按壓，每分鐘 100 次。

二十二、心肌梗塞

心肌梗塞是由於冠狀動脈閉塞，血流中斷，使部分心肌因嚴重的持久性缺血而發生局部壞死所致。心肌梗塞絕大部分係由冠狀動脈硬化所引起；少數見於梅毒性主動脈炎累及冠狀動脈開口，結締組織疾病（風濕性疾病）或冠狀動脈栓塞所引起。

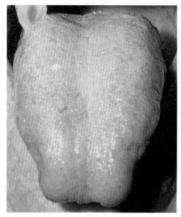 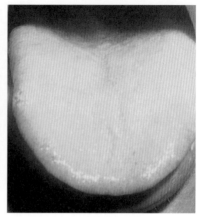

圖 3-99　　　　　　　圖 3-100

心肌梗塞在舌上的表現

（1）舌尖淡紅，苔薄白，屬氣虛血瘀，腑氣不降（圖 3-99）。

（2）舌尖質淡、苔白，屬心陽虛衰（圖 3-100）。

（3）舌下靜脈（絡脈）曲張，並以囊柱狀或粗枝狀多見（圖 3-101）。

二十三、心律不整

正常、健康人的心臟是按照一定的頻率和節律進行有節奏地跳動的。當心臟因受到生理或病理等多種因素的影響，發生了心臟衝動的形成或衝動的傳導發生障礙，而引起心臟的頻率或節律異常改變時，就稱為心律不整，常分心動過速、心動過緩、心跳暫停 3 種。

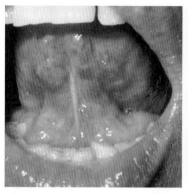

圖 3-101

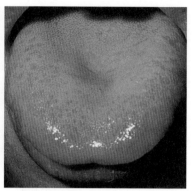

圖 3-102

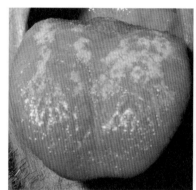

圖 3-103

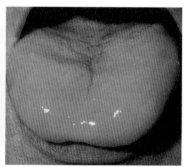

圖 3-104

心律不整在舌上的表現

（1）舌尖質淡紅、苔薄白，屬心氣不足（圖 3-102）。

（2）舌尖與全舌質紅而少津液、苔少或無，屬心陰虧虛（圖 3-103）。

（3）舌尖質淡紅、苔少，屬心脾兩虛（圖 3-104）。

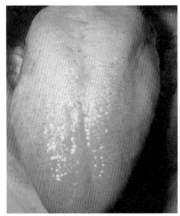

圖 3-105

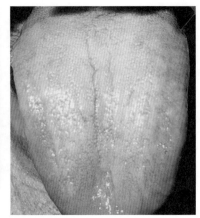

圖 3-106

（4）舌尖質紅而少津液、苔少或無，屬陰虛火旺。

（5）舌尖質淡、苔白，屬心陽不足。

（6）舌尖質淡、苔濁膩，屬痰擾心脈（圖 3-105）。

（7）舌尖或全舌質紫黯，或有瘀點、瘀斑，屬心脈瘀阻（圖 3-106）。

中醫簡易療法

1. 驗　方

人參、丹參、柏子仁各等份。上藥共研細末，每次取 6 克，以開水送服，日服 2 次。每日 1 劑。具有補益心氣，活血安神的功效。適用於氣血虧虛型。

2. 按摩療法（圖 3-107）

拇指指尖按揉內關穴 2 分鐘，以局部出現明顯酸脹感或者心律有所恢復為宜，此法特別適用於心動過速或心動過緩者，有調整心律和心率的作用；用拇指指端點按神

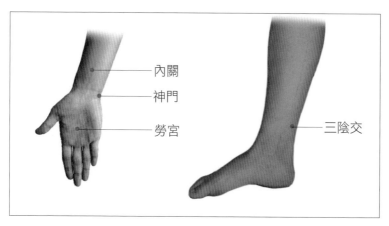

內關

神門

勞宮

三陰交

圖 3-107

門、勞宮穴各 1 分鐘；拇指指腹置於三陰交穴上，食指指腹置於該穴背面，拇指、食指相對捏按，用力宜稍重，捏按時間約 30 秒鐘，放鬆 10 秒鐘後再次捏按，可反覆捏按 10 餘次，直至局部出現明顯酸脹感為止。

二十四、腦血栓形成

腦血栓形成是指在腦動脈的顱內、外段動脈管壁病變，尤其是在動脈粥樣硬化的基礎上，發生血液的有形成分凝聚，致使動脈管腔明顯狹窄或閉塞，引起相應部位的腦部發生梗塞，從而引起一系列的臨床症狀。

腦血栓形成在舌上的表現

1. 中風先兆期

（1）舌尖、舌邊質紅，苔黃，屬肝腎陰虛，風陽上擾。

（2）舌尖質淡、苔白膩，屬氣虛痰阻。

2. 腦中風中期

（1）舌尖質黯淡、苔薄白或白膩，屬風痰瘀血，痺阻絡脈（圖3–108）。

（2）舌尖質紅或紅絳、苔薄黃，屬肝陽上亢，風火上擾（圖3–109）。

（3）舌尖質黯紅或黯淡、苔黃或黃膩，屬痰熱腑實，風痰上擾（圖3–110）。

（4）舌尖或全舌質黯淡、有痰點、瘀斑，苔薄白或白

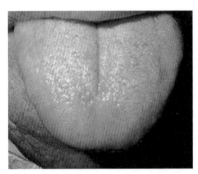

圖 3–108

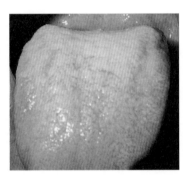

圖 3–109

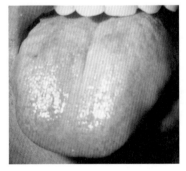

圖 3–110

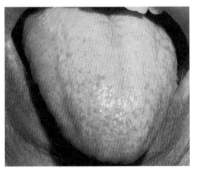

圖 3–111

膩，屬氣虛血瘀（圖3-111）。

（5）舌尖質紅絳或黯紅、苔少或無，屬陰虛風動。

（6）舌尖質淡、苔薄白，屬經脈空虛，風邪入中。

（7）舌尖質紅絳、苔黃膩或乾膩，屬痰熱內閉清竅。

（8）舌尖質黯淡、苔白膩，屬痰濕蒙塞心神。

（9）舌痿，舌尖質紫黯，苔白膩，屬元氣敗脫，神明散亂。

3. 中風後遺症期

（1）舌尖或全舌質淡紫，有瘀點、瘀斑，苔白，屬氣虛血滯、絡脈瘀阻。

（2）舌尖質紅，苔黃，屬陰虛陽亢、絡脈瘀阻。

（3）舌尖質黯，苔膩，屬風痰阻竅、絡脈瘀阻。

二十五、腦動脈硬化症

腦動脈硬化症是由於脂質沉積於腦動脈內壁，以致腦動脈發生粥樣硬化、小動脈硬化、微小動脈玻璃樣變等腦動脈變性病變，由此導致慢性、進行性腦缺血、缺氧，表現為腦功能障礙、精神障礙和局灶性損害等慢性腦病綜合徵。大約70%的腦中風患者，都存在有腦動脈硬化症。

腦動脈硬化症在舌上的表現

（1）舌尖質黯紅、少苔，屬肝腎虧虛、腦髓不充。

（2）舌體胖、舌尖質淡或淡黯、苔濁膩，屬脾虛痰濁、蒙塞清竅。

（3）舌下靜脈（絡脈）可見擴大、怒張（圖3-112）。

（4）部分患者可見舌體萎縮，不能自然轉動、伸展。

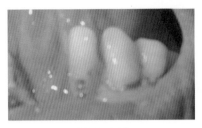
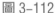
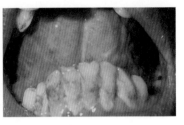

圖 3-112　　　　　　　　圖 3-113

中醫簡易療法

1. 驗　方
山楂肉 30 克，泡水代茶飲用或服食，每日 1 劑。

2. 運動療法
坐位，雙手握拳，張開手指，反覆做 20 次；坐位，兩手抱頸，左右扭腰，轉體 20 次。

二十六、冠狀動脈供血不足

　　冠狀動脈是一條供應心臟本身血液的動脈，是心臟取得各種營養物質、氧和能量的唯一通道。冠狀動脈的血液循環過程，一方面為心臟帶來了營養物質、氧氣以及能量，另一方面又能將心肌代謝所產生的乳酸等廢物運走。所以說，冠脈循環是維持心臟正常功能的根本保證。當各種原因引起冠狀動脈出現痙攣或狹窄，甚至阻塞時，則可導致冠狀動脈供血不足的發生。

冠狀動脈供血不足在舌上的表現

　　舌下靜脈（絡脈）常呈瘀阻、曲張改變（圖3-113）。

中醫簡易療法

兩手同時打開，手指自然伸直，從大拇指開始，依次按食指、中指、無名指、小指的順序，用力彎曲，每彎曲一手指時，其餘四指自然伸直。這樣依次伸直、彎曲，循環往復做數次。

二十七、原發性高血壓

原發性高血壓是一種以動脈血壓持續升高，或神經功能失調表現為臨床特徵，並伴有動脈、心臟、腦和腎等器官病理性改變的全身性疾病。

原發性高血壓在舌上的表現

（1）舌尖質紅、苔黃，屬肝陽上亢。

（2）舌尖質紅、少苔，屬肝腎陰虛（圖 3–114）。

（3）舌尖質淡、舌體胖嫩有齒痕、苔白，屬陰陽兩虛（圖 3–115）。

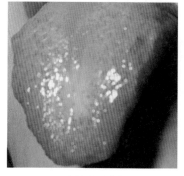 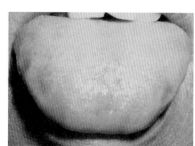

圖 3–114　　　　　　　　圖 3–115

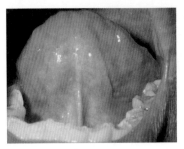

圖 3-116

（4）舌下毛細血管（細絡）呈充血、擴張改變，舌下靜脈（絡脈）呈藍紫色改變（圖 3-116）。

中醫簡易療法

1. 驗　方

鉤藤、黃芩、梔子各 9 克。上藥以水煎後，分 2 次服用。每天 1 劑。具有清肝化火的功效。

2. 足浴療法

鉤藤 20 克，冰片少許，以潔淨的布包紮好後，於每日晨起和臨睡前置於盆內或桶中，加溫水浴足，每次 30～45 分鐘，洗時可不斷加熱水，以保持水溫。每包藥用 1 天，10 天為 1 個療程。

二十八、貧　血

貧血是指循環血液的單位容積內的血紅蛋白量低於其正常值的下限範圍。貧血不是一種獨立的疾病，它是由多種疾病所引起的一種症狀。反過來，多種疾病都可伴隨有貧血症狀的發生。

貧血在舌上的表現

（1）舌尖質淡或蒼白，舌體胖而厚大，舌上津液滿布，苔薄白或白膩；舌邊或有齒痕（圖 3-117）。

（2）舌下靜脈（絡脈）淺淡，呈白色或淡黃色，如蒙

上一層薄膜狀。

中醫簡易療法

（1）花生衣適量，研成細末，備用。每次6克，溫開水送服，每天2次。

（2）牛奶200克，糯米100克，紅糖適量，共煮，早晨空腹時食用。

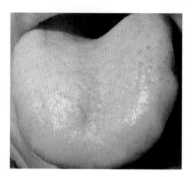

圖 3-117

二十九、甲狀腺功能亢進症

甲狀腺功能亢進症，簡稱「甲亢症」。是由於甲狀腺激素分泌過多所致的一組臨床常見的內分泌疾病。

表現為頸部甲狀腺呈彌漫性腫大、多食易飢、形體消瘦、怕熱、心悸、多汗、全身倦怠乏力、常伴有低熱、體重明顯減輕、多語、情緒激動、煩躁、失眠、面部潮紅、震顫、手心熱、眼球突出、大多數雙側或一側較為明顯。但並非都有突眼。活動後氣促、心前區鈍痛、女性可有月經紊亂。

甲狀腺功能亢進在舌上的表現

甲亢症為內分泌系統疾病，在中醫學中屬「腎病」範疇。故臟腑分屬舌診的對應區域在舌尖或舌的前半部。

甲亢症者，在舌前半部見出現規律性分布的赤紅色點狀物，其形如草莓，分布於舌的前半部或全舌。

中醫簡易療法

（1）桂圓 5 枚，蓮子、芡實各 15 克，紅糖適量，共煮湯，睡前飲。

（2）菊花 5 朵，綠茶 1 克，沸水沖泡，稍涼後加蜂蜜適量，飲用。

（3）綠豆 50 克，海帶、粳米各 100 克，加水熬粥食用。

三十、女性更年期綜合徵

一般婦女在 45～55 歲之間，卵巢功能逐漸衰退直至完全消失，即從生殖年齡過渡到失去生殖功能的時期，這一段過渡時期稱為更年期。在更年期中，月經自然停止來潮，稱為絕經。部分婦女在自然絕經前後或因其他原因喪失了卵巢功能以後，出現一系列以自主神經功能失調為主的綜合徵，稱為女性更年期綜合徵。

更年期綜合徵在舌上的表現

（1）全舌質紅、苔少或無，屬肝腎陰虛。

（2）全舌質淡，舌邊或有齒痕，苔薄白，屬脾腎陽虛。

（3）全舌質紫黯，或有瘀點、瘀斑，苔薄白，屬腎虛夾瘀。

三十一、糖尿病

糖尿病是一種臨床常見的有遺傳因素的內分泌——代謝性疾病。典型症狀為「三多」、「一少」。「三多」即

多食、多飲、多尿。「一少」即肌肉減少、消瘦、乏力、全身抵抗力降低、皮膚、外陰瘙癢、四肢麻木、月經失調，陽痿等症，嚴重者可合併肺結核、多發性瘡癤、高血壓、動脈硬化、末梢神經炎、白內障等疾病。

糖尿病在舌上的表現

（1）全舌質紅、苔黃燥，屬燥熱內盛。

（2）全舌質淡，舌體胖嫩、苔厚膩，屬脾虛濕滯（圖3-118）。

（3）全舌質淡胖、苔白而厚膩，屬水濕停聚（圖3-119）。

（4）全舌質淡、苔薄白或少，屬氣血虧虛（圖3-120）。

（5）全舌質黯，有瘀

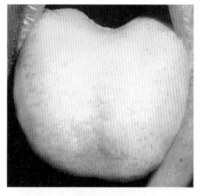

圖3-118

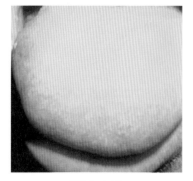

圖3-119

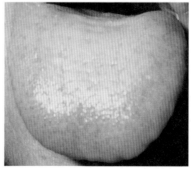

圖3-120

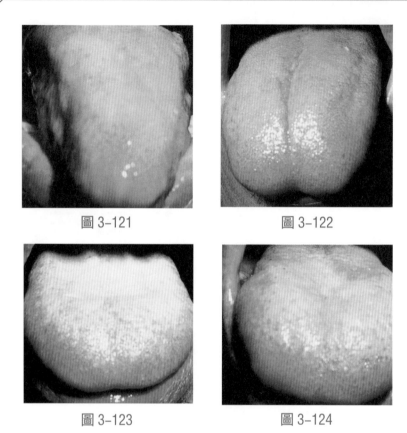

圖 3-121

圖 3-122

圖 3-123

圖 3-124

點、瘀斑,屬瘀血阻滯(圖 3-121)。

　　(6)全舌質淡紅,苔薄白,屬腎陰虧虛(圖 3-122)。

　　(7)全舌質紅,苔厚膩,屬肝膽濕熱(圖 3-123)。

　　(8)全舌質紅,舌根苔黃厚膩,屬濕熱下注(圖 3-124)。

　　(9)全舌質乾紅,苔黃燥或少苔,屬陰陽欲絕(急性併發症)。

（10）全舌質黯淡，苔薄白，屬氣陰兩虛、瘀阻絡脈（慢性併發症——周圍神經病變之一）。

（11）全舌質紫黯或有瘀點、瘀斑，苔白膩，屬肝腎陰虛、痰瘀阻絡（慢性併發症——周圍神經病變之一）。

三十二、神經衰弱

神經衰弱是一種以慢性疲勞、情緒不穩、自主神經功能紊亂為臨床特徵，並伴有軀體症狀和睡眠障礙的神經症。表現為精神疲勞、情緒上無自制能力、神經過敏、失眠、焦慮、憂鬱、記憶力減退、頭昏腦漲、少寐多夢、工作耐力差、口淡乏味、食慾不振、脇痛腹脹、噁人噯氣、大便乾燥或大便稀薄、心悸氣短、性慾減退、月經失調等。

神經衰弱在舌上的表現

（1）舌尖質淡、苔薄白，屬心脾兩虛（圖3-125）。

（2）舌尖質紅而少津、苔少或無，屬心腎不交（圖3-126）。

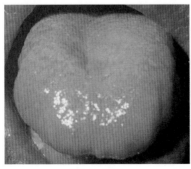 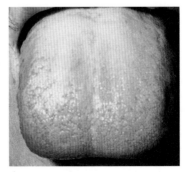

圖3-125　　　　　　　圖3-126

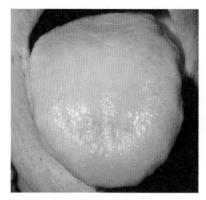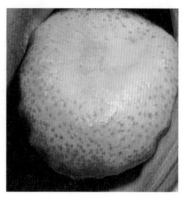

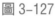

圖 3-127　　　　　　　　圖 3-128

（3）舌尖質淡，苔少或無，屬心膽氣虛（圖 3-127）。

（4）舌尖質黯紅、苔黃膩，屬痰熱內擾。

（5）舌尖質紅、苔黃，屬肝鬱化火。

（6）舌尖質淡白，舌體顫抖，伸出後尤甚。

（7）舌尖心肺區出現或粗或細的紅色或絳色刺狀物（點刺）（圖 3-128）。

中醫簡易療法

1. 按摩療法

用右手大拇指搓左手大拇指、食指、中指、無名指、小指各 72 次，然後用左手大拇指依次搓右手的 5 個手指。每天 2 次。

2. 運動療法

仰臥，腳尖前後運動 50 圈，每天反覆做 20 次；左手側平舉，右手上舉，左腿屈曲、用右腳支撐做下蹲動作。兩腿交替進行 10 次。

3. 食物療法

桂圓 5 枚，蓮子肉 15 克，紅棗 10 枚，粳米 50 克，加水煮粥後食用；枸杞子 10 克，大棗 5 枚，雞蛋 2 個，加水煮熟後食用。連用數天。

三十三、頭　痛

頭痛是許多疾病中的一種常見的自覺症狀。頭痛既可由顱內病變以及顱外的眼、耳、鼻等的局部病變所引起，也可由全身性疾病以及精神因素所致，如顱內高壓、各種顱內占位性病變、中樞性感染、顳動脈炎、頭痛性癲癇、急性青光眼、血管性頭痛等病症。

頭痛在舌上的表現

（1）舌尖質紅、苔薄黃，屬肝鬱氣滯（圖 3-129）。

（2）舌尖質淡、苔白，屬氣血虧虛。

（3）舌尖或全舌紫黯，並有瘀點、瘀斑，屬瘀血證（圖 3-130）。

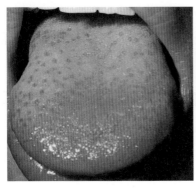
圖 3-129

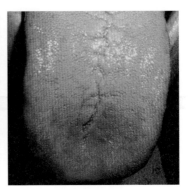
圖 3-130

中醫簡易療法

1. 運動療法

端坐，頭部向上、向下、向左、向右正轉、反轉各 10 次；俯臥，雙手伸直，放在體側，頭部抬起，上仰後下落。每天臨睡前做 10 次。

2. 手、足浴

頭痛發作時，以適量熱水燙手，水溫約 70～80℃。一般 10 分鐘後，頭痛開始緩解。再以熱水燙腳，10～20 分鐘，頭痛可完全消失而很快入睡。

三十四、腎病綜合徵

腎病綜合徵，又稱腎小球腎病，簡稱腎病。是一組由多種原因引起的臨床綜合徵。是以高度浮腫、大量蛋白尿、低蛋白血症、血脂過高和尿中常有脂肪小體為主要特徵（所謂「三高一低」的泌尿系統疾病。

本病病因迄今尚未十分明瞭。急性腎炎和溶血性鏈球菌無肯定的因果關係，大部分患者找不到明確的病因。可能與腎臟本身的疾病（類脂性腎病、膜性腎小球腎病、增生性腎小球腎炎、膜增生性腎小球腎炎、局灶性腎小球硬化症、遺傳性腎炎、先天性腎病綜合徵、移植性排斥反應）、毒物、藥物與過敏，全身性疾病累及腎臟（代謝性疾病、結締組織病、感染性疾病、惡性腫瘤等），腎臟血流動力學障礙等因素有關。

腎病綜合徵在舌上的表現

（1）舌根質紅、苔黃膩，屬濕熱內蘊（圖3-131）。

（2）舌根質淡、苔白膩，屬水濕浸漬（圖3-132）。

（3）舌根質淡、舌體胖、邊有齒痕，苔白，屬陽虛水泛（圖3-133）。

（4）舌根質淡、苔白滑，屬脾虛濕困（圖3-134）。

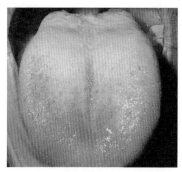

圖3-131

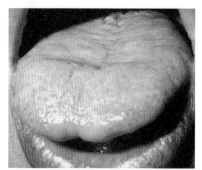

圖3-132

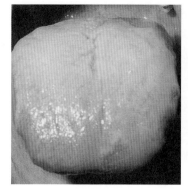

圖3-133

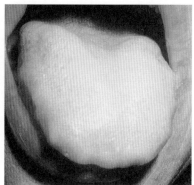

圖3-134

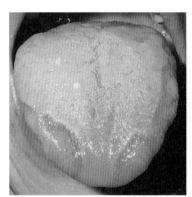
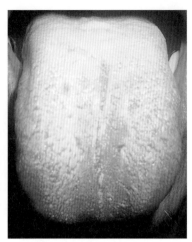

圖 3-135　　　　　　　　圖 3-136

（5）舌根質淡或淡紅、苔薄白，屬風水相搏（圖3-135）。

三十五、尿石症

尿石症是泌尿系統部位結石病的總稱，又稱為泌尿系結石，包括腎、輸尿管、膀胱和尿道結石。一般腎、輸尿管結石，統稱為上尿道結石，多見於青壯年；膀胱、尿道結石則稱為下尿道結石，多發生於兒童。是泌尿系統的常見疾病。發病率男性高於女性。

尿石症在舌上的表現

（1）舌根質紅、苔黃膩，屬下焦濕熱（圖3-136）。

（2）舌根及全舌質紫黯，或有瘀點、瘀斑，屬濕熱夾瘀（圖3-137）。

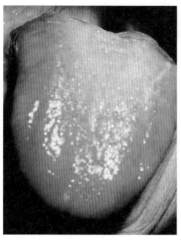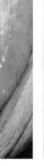

圖 3-137　　　　　　　　圖 3-138

三十六、泌尿系感染

泌尿系感染，又稱為尿路感染。是指細菌侵襲尿道、膀胱、輸尿管或腎臟而引起感染性疾病的總稱。產生尿急、尿痛、尿頻等尿路刺激症狀，還可伴有發熱、全身不適、下腹墜脹、腰部酸痛等。多由大腸桿菌、鏈球菌、葡萄球菌侵犯尿路，逆行而引起尿道、膀胱、輸尿管、腎盂等部位發生炎症所致。

泌尿系感染在舌上的表現

（1）舌根質紅、苔黃膩，屬膀胱濕熱。

（2）舌根質紅、苔薄黃，屬陰虛濕熱。

（3）舌根質淡、苔白，屬脾腎兩虛、濕熱內蘊。

（4）舌根質淡紅、苔薄白，屬肝鬱氣滯（圖 3-138）。

中醫簡易療法

（1）鮮玉米鬚30克，大葉金錢草30克，煎湯，代茶飲。

（2）紅棗、紅糖、小紅豆、核桃仁、花生米各150克。先將小紅豆和花生米用溫水浸泡後同煮至爛熟，呈豆沙狀即可。每天早、晚空腹時各吃1～2匙。

（3）竹葉2克，水煎，加紅糖適量，每天1劑，連喝5～7天。

三十七、慢性前列腺炎

慢性前列腺炎是指前列腺非特異性感染所致的慢性炎症性疾病。主要症狀為會陰、精索、睪丸不適、腰痛、輕度尿頻、尿道刺痛、尿道有分泌物溢出等。常伴有神經衰弱，嚴重者可伴有陽痿、早泄、遺精等性功能障礙。

性生活過度頻繁或節制或中斷，慢性便秘等，都是引起前列腺慢性充血的主要原因。前列腺慢性充血後，引起前列腺分泌物長期瘀積、腺體平滑肌張力減退，從而導致前列腺的慢性炎症產生。

慢性前列腺炎在舌上的表現

（1）舌根質紅、苔黃，屬濕熱下注。

（2）舌根或全舌質紫黯或有瘀點、瘀斑，屬氣滯血瘀。

（3）舌根質紅、苔少或無，屬肝腎陰虛。

（4）舌根質淡、苔薄白，屬腎陽虛（圖3-139）。

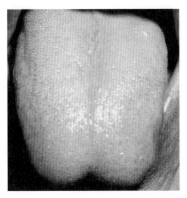
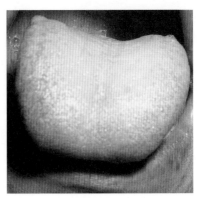

圖 3-139　　　　　　　　　圖 3-140

（5）舌根質淡紅、苔薄白或厚滑，屬濕濁下注（圖
3-140）。

中醫簡易療法

（1）仰臥，兩腿叉開，與肩同寬，心情放鬆，用力提
肛 60 次，並加按摩。有尿時下床及時排出。每次大、小便
時，也用力提肛 20 次。

（2）排尿困難時，揉捏小指 3 個關節各 10～20 次，
可使小便通暢，殘餘尿也隨之減少。如仍有殘餘尿不能排
盡，可在排尿後用中指、食指頂壓會陰部，即可排出。堅
持頂壓一段時間後，殘餘尿現象自會消失。

三十八、盆腔炎

女性內生殖器及其周圍的結締組織、盆腔腹膜發生炎
症時，統稱為盆腔炎。急性盆腔炎的病原體（常見者為一
般化膿性細菌），可借分娩或流產所造成的裂傷及胎盤的

剝離面，經期子宮內膜的脫落面，以及生殖器手術的創面侵入內生殖器。慢性盆腔炎則常由急性盆腔炎治療未徹底，或患者體質較差，病程遷延所致。

盆腔炎在舌上的表現

（1）舌根質紅、苔黃乾或黃厚膩，屬熱毒壅盛（圖3-141）。

（2）舌根或全舌質黯紅，有瘀點、瘀斑，苔黃膩，屬濕熱瘀結。

（3）舌根質黯紅，有瘀點、瘀斑，苔薄白，屬氣滯血瘀。

（4）舌根質淡黯、苔白膩，屬寒濕凝滯（圖3-142）。

（5）舌根質淡黯，有瘀點、瘀斑，苔白或膩，屬脾虛濕瘀互結（圖3-143）。

（6）舌根質淡，舌邊有齒痕，苔薄白，屬腎虛肝鬱。

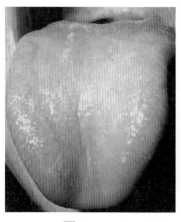

圖 3-141

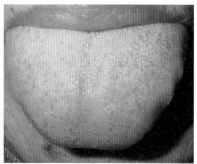

圖 3-142

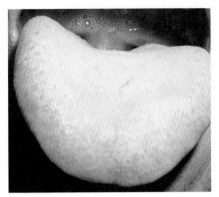

圖 3–143

三十九、乳腺囊性增生病

乳腺囊性增生病，又稱慢性囊性乳腺病，簡稱慢性乳腺病，俗稱「乳房小葉增生病」。是指乳腺間質或小葉實質發生非炎症性的、散在的、結節樣良性增生病變。常見於 25～40 歲左右的婦女。

一般來講，青春期多為乳房小葉增生，哺乳後期多為乳腺導管增生，更年期多為乳房囊性增生。

發病原因目前尚未完全明確，可能與卵巢功能失調，黃體素分泌減少，雌激素相對增多，兩者間造成不平衡等有關。主要的病理改變為乳腺管和腺泡的囊性擴張、上皮增生。有人認為，少數者可發生惡變，故把它看成是癌前期病變，臨床應予以高度警惕。

乳腺囊性增生病在舌上的表現

（1）舌質淡，苔薄白，屬肝鬱氣結。

（2）舌質淡，舌體胖嫩，苔白膩，屬痰濁凝結。

（3）舌質淡，苔薄白，屬肝腎陰虛。

四十、不孕症

女子結婚後，夫婦同居 3 年以上，配偶生殖功能正常，夫婦性生活正常，未避孕而又未妊娠者，稱為不孕症。若婚後從未妊娠的，稱為原發性不孕；若曾妊娠過，以後 3 年以上未避孕而不再懷孕的，稱為繼發性不孕。

引起不孕症的原因較為複雜，主要是由於內分泌功能失調、排卵功能障礙、生殖器官炎症、腫瘤、子宮內膜異位症、免疫異常和子宮發育不良等原因，引起女性卵子發育、排卵、受精、種植或男性生精、輸精中的任何一個環節發生障礙而造成的。

不孕症在舌上的表現

（1）舌質淡，苔薄白，屬腎陽虛。

（2）舌質偏紅，苔少或無，屬腎陰虛。

（3）舌質淡，苔薄白，屬氣血虛弱。

（4）舌質正常或黯紅，苔薄白，屬肝氣鬱結。

（5）舌質點黯，舌邊有紫斑，屬氣滯血瘀。

（6）舌質淡黯，屬寒凝血瘀。

（7）舌質紅，苔黃膩，屬瘀熱互結。

（8）舌質淡黯，苔薄白，屬氣虛血瘀。

（9）舌質紅，苔黃厚膩，屬濕熱互結。

（10）舌質淡，苔白膩，屬痰濕互結。

四十一、前列腺增生症

前列腺增生症，又稱前列腺肥大症。是中老年男性的一種常見病、多發病。其發病率隨其年齡增長而漸見增加，大多發生在50～70歲之間。主要表現為排尿次數逐漸增加，尤其是夜間排尿次數增多。一般從夜間1～2次逐步增加到5～6次甚至更多，逐步發展到排尿時不能及時排出，同時出現排尿無力、射程縮短、尿流變細等。

前列腺增生在舌上的表現

（1）舌根質紅、苔黃膩，屬濕熱下注（圖3-144）。

（2）舌根質淡、苔薄白，屬中氣不足（圖3-145）。

（3）舌根質淡、苔白，屬腎陽虛衰（圖3-146）。

（4）舌根或全舌紫黯，或有瘀點、瘀斑，屬尿路瘀阻（圖3-147）。

（5）舌根質紅、苔少，屬腎陰虧損（圖3-148）。

（6）舌根質紅、苔薄黃，屬肺熱壅盛（圖3-149）。

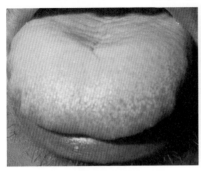

圖 3-144

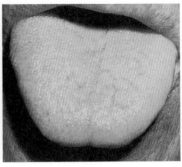

圖 3-145

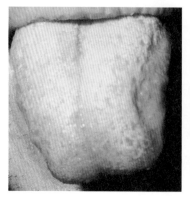

圖 3-146

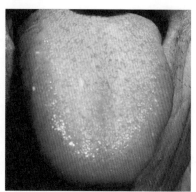

圖 3-147

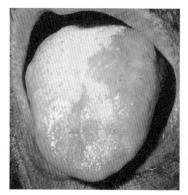

圖 3-148

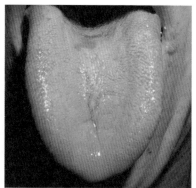

圖 3-149

（7）舌根質紅、苔黃膩，屬肝鬱氣滯（圖 3-150）。

中醫簡易療法

（1）仰臥，雙手重疊，按揉下腹部 30 次。

（2）按揉中極、陰陵泉、三陰交、會陰各 2～3 分鐘。

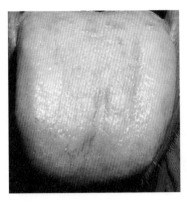 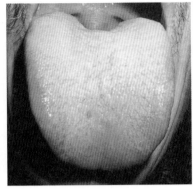

圖 3-150　　　　　　圖 3-151

（3）左手搓右足心，右手搓左足心各 50～100 次。

四十二、頸椎病

頸椎病是由於頸椎及其周圍軟組織，如椎間盤、後縱韌帶、黃韌帶、脊髓鞘膜等發生病理改變，使頸神經根、脊髓、椎動脈及交感神經受到壓迫或刺激所引起的相關症候的統稱。主要症狀為頸、肩、臂疼痛、上肢麻木、頸部活動受阻，或有眩暈、噁心、耳鳴、耳聾、視物不清等症狀，甚至出現上、下肢活動障礙、痙攣及癱瘓。

本病大多發生於 40 歲以上的中老年人，男性發病率略高於女性。起病緩慢，根據其病變部位、臨床症狀及體徵，一般可分為神經根型、脊髓型、椎動脈型、頸型（局部型）、交感神經型、混合型等多種類型。

頸椎病在舌上的表現

（1）舌尖質淡黯，舌前部或全部有瘀點、瘀斑，苔白

膩，屬痰瘀交阻（圖 3–151）。

（2）舌尖質淡紅、苔白膩，屬濕火流筋（圖 5–152）。

（3）舌尖質淡，苔少或無，屬氣血不足（圖 3–153）。

（4）舌尖質淡，舌體胖，苔白膩，屬陽虛痰阻（圖 3–154）。

（5）舌尖質紅絳，苔少或無，屬肝腎陽虛（圖 3–155）。

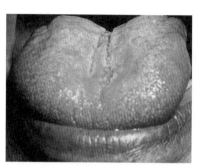

圖 3–152

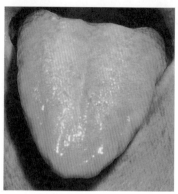

圖 3–153

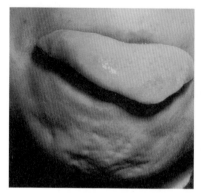

圖 3–154

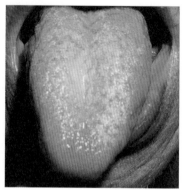

圖 3–155

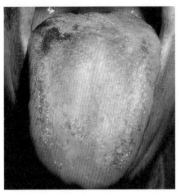
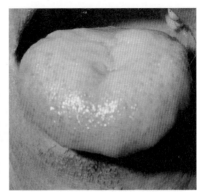

圖 3-156　　　　　　　　圖 3-157

（6）舌尖質紅、苔黃膩，屬痰火上擾（圖 3-156）。

（7）舌尖質淡紅、苔白，屬風寒痺阻（圖 3-157）。

中醫簡易療法

（1）站立，兩腳分開與肩同寬，身體放鬆，雙手掌心放置於頸後，手掌用力摩擦頸部，使頸部有溫熱感。

（2）頭頸向右後轉，眼看右後方，然後還原，頭頸向左後轉，眼看左後方。頭頸向左側彎，還原，再向右側彎，再回復原位。頭頸向前點兩下，然後盡量向後仰，再點兩下，回復原位。頭頸自左而前向右往後再至左繞轉一周，還原，再反方向繞轉一周。

（3）做一個長約 30 公分，寬約 15 公分的布袋，裝入小黃豆約 2 千克，便成了一個「黃豆枕」。晚上睡覺時，墊於頸部，一粒粒的黃豆就好像始終在按摩你的頸部。

四十三、腰椎退行性變

腰椎退行性變，又稱為腰椎肥大性關節炎、腰椎骨關節炎、腰椎骨質增生症等多稱名稱。是人到中年以後發生的一種慢性退行性病變。是腰椎關節軟骨部分損傷後，繼發附近軟骨增生、骨化而形成的關節病變。

腰椎退行性變在舌上的表現

（1）舌根質淡、苔白潤，屬腎陽虛弱（圖3–158）。

（2）舌尖嫩紅，或舌邊有齒痕，舌根苔薄白，屬腎陰虧虛（圖3–159）。

（3）舌根質淡、苔白膩，屬風寒濕盛（圖3–160）。

（4）舌根質紅、苔黃膩，屬濕熱（圖3–161）。

（5）舌邊質淡或黯紅，全舌（尤其是舌根處）有瘀點、瘀斑，屬氣滯血瘀（圖3–162）。

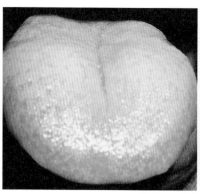

圖 3-158

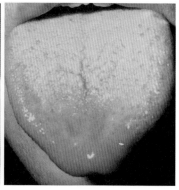

圖 3-159

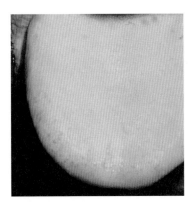

圖 3-160

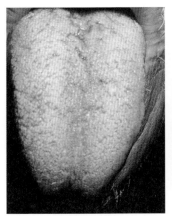

圖 3-161

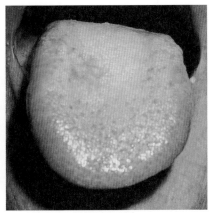

圖 3-162

參考文獻

1. 彭清華，朱文鋒. 中國民間局部診法 [M]. 長沙：湖南科學技術出版社，1995.

2. 李任先. 古今舌診研究與圖譜 [M]. 廣州：廣東科技出版社，1998.

3. 靳士英. 舌下絡脈診法的基礎及臨床研究 [M]. 廣州：廣東科技出版社，1998.

4. 王季藜，楊拴成. 舌診源鑒 [M]. 北京：人民衛生出版社，2001.

5. 費兆馥，顧亦棣. 望舌識病圖譜 [M]. 北京：人民衛生出版社，2002.

6. 黃攸立. 中國望診 [M]. 合肥：安徽科學技術出版社，2003.

7. 周幸來，周舉，周績，等. 中國民間診病奇術 [M]. 北京：人民軍醫出版社，2005.

8. 嚴惠芳. 中醫診法研究 [M]. 北京：人民軍醫出版社，2005.

9. 戴豪良. 望舌診療圖解[M]. 瀋陽：遼寧科學技術出版社，2005.

10. 周幸來，周舉，周績，等. 全息望診圖譜 [M]. 南寧：廣西科學技術出版社，2006.

11. 民國. 曹炳章撰，襲儉點校. 辨舌指南 [M]. 福州：福建科學技術出版社，2006.

12. 張恒鴻，趙鶯，陸幸吉. 中醫望診彩色圖譜 [M]. 成都：四川科學技術出版社，2006.

13. 戴豪良. 舌診研究與臨床應用 [M]. 上海：上海科學技術出版社，2006.

14. 眭湘宜. 中醫舌診與用藥 [M]. 太原：山西科學技術出版社，2007.

15. 孫豐雷，張偉. 望舌識病養生 [M]. 濟南：山東科學技術出版社，2007.

16. 周幸來，祝小敏，周舉. 身體的疾病信號——有病早知道、早治療 [M]. 瀋陽：遼寧科學技術出版社，2007.

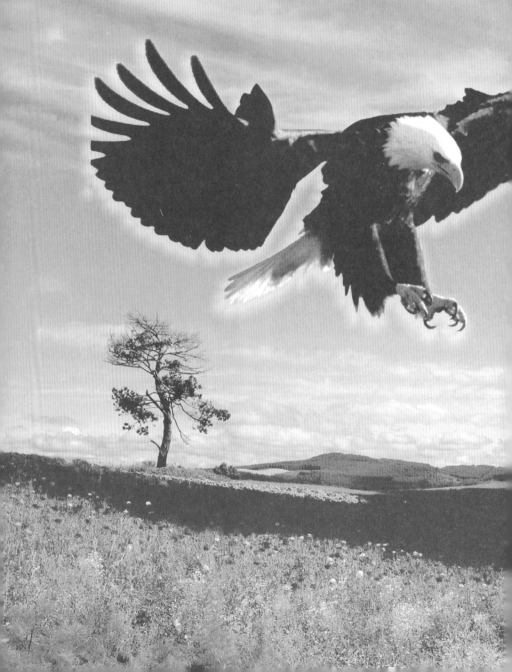

大展好書　好書大展
品嘗好書　冠群可期